AF567332

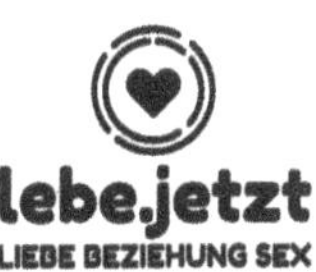
lebe.jetzt
LIEBE BEZIEHUNG SEX

Arne Hoffmann

Männliche Selbstbefriedigung

Mehr Lust
mit den besten Techniken

Erotik-Ratgeber

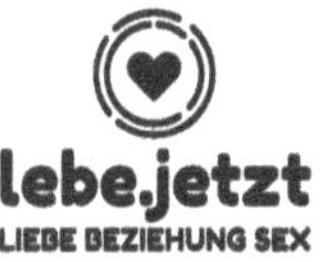

LEBE.JETZT HARDCOVER
BAND 537
1. AUFLAGE: MÄRZ 2022
2. AUFLAGE: SEPTEMBER 2023
3. AUFLAGE: DEZEMBER 2023
4. AUFLAGE: NOVEMBER 2024

VOLLSTÄNDIGE BUCHAUSGABE
ORIGINALAUSGABE

LEBE.JETZT IST EINE MARKE VON

LEKTORAT:
MARIE GERLICH

UMSCHLAGGESTALTUNG: WWW.HEUBACH-MEDIA.DE
GESETZT IN DER TRAJAN PRO,
ADOBE GARAMOND PRO & CORPORATE S

PRINTED IN GERMANY
ISBN 978-3-96641-866-9
WWW.BLUE-PANTHER-BOOKS.DE

Inhalt

Vorwort

In dieser Reihe von Sex-Ratgebern sind inzwischen über ein Dutzend Bücher mit Tipps und Anregungen von mir erschienen, die die unterschiedlichsten Praktiken abdecken. Allerdings hatten sie bislang einen klaren Mangel: Sie drehten sich alle nur um sexuelle Aktionen, für die man einen Partner benötigt. Wer solo ist, kam hier bislang klar zu kurz, wenn es darum ging, mehr Spaß im Bett zu haben.

Auch sonst bietet der Buchmarkt hier derzeit keine große Hilfe. Zwar gibt es mehrere Bücher zur Selbstbefriedigung von Frauen und auch in Magazinen findet man immer wieder Artikel dazu. Männer hingegen kommen bei diesem Thema deutlich zu kurz. Das ist kein Zufall, wie die Sexualwissenschaftlerin Suzannah Weiss mit den Worten »Selbstbefriedigung von Frauen ist heiß, Selbstbefriedigung von Männern ist eklig« zusammenfasst.[1] Während Fernsehen und Kino Selbstbefriedigung bei Frauen als erotische Handlung und darüber hinaus als Teil einer emotionalen oder spirituellen Suche auf dem Weg zum persönlichen oder politischen Erwachen zeigen, wird männliche Selbstbefriedigung vor allem als triebhafter Zwang, wenn nicht als Witz dargestellt. Über dieselbe Doppelmoral spricht auch der Sex-Experte Jon Pressick:

»Denke an all die Sitcoms und Filme zurück, in denen Penis-Masturbation gezeigt wird. Wie werden diese Szenen normalerweise dargestellt? Meistens wird der Kerl erwischt, er versucht, sich zu verstecken, es kommt zu Slapstick-Komödien und alle lachen über diesen albernen Wichser. Am anderen Ende des Spektrums herrscht die Darstellung eines besessenen Mannes, der mit einem bedrohlichen, finsteren Gesichtsausdruck eine verbotene Person oder ein verbotenes Objekt streichelt. Sehr beängstigend?

Als Gesellschaft haben wir keine positive Einstellung zur männlichen Selbstbefriedigung! Jungen werden dafür verspottet und ihnen wird kein Raum gegeben, darüber zu sprechen. Das Stigma, das immer noch am Onanieren haftet, bindet sie an schnelle Momente, flüchtiges Aufblitzen von Fleisch und das Bereithalten einer Schachtel Taschentücher. Eine der ursprünglichsten und instinktivsten Freuden ist auf gestohlene Momente und gestohlene Gefühle reduziert worden.«[2]

Der Ratgeber, den du gerade liest, sagt: Schluss mit dem Quatsch! Wir werden uns hier sachlich damit beschäftigen, welche vielfältigen Vorteile Selbstbefriedigung auch für einen Mann hat, welche Techniken dabei empfehlenswert und lustbringend sind, von welchen man eher abraten sollte, welche Probleme entstehen können und wie man sie in den Griff bekommt. Wenn du dich bisher meistens auf dieselbe Weise verwöhnt hast, dürfte es dich erstaunen, wie vielfältig Selbstbefriedigung aussehen kann. Zuletzt wirst du erfahren, wie du Selbstbefriedigung in den Sex mit einer Partnerin aufnehmen kannst, sodass ihr gemeinsam Lust daraus zieht.

Ich wünsche dir, dass dir dieser Ratgeber hilft, deinen Horizont auch bei dieser Praktik zu erweitern. Auf dass du auch allein so viel Vergnügen beim Sex hast, wie du es dir nur wünschen kannst!

Warum solltest du dich öfter selbst befriedigen?

Eigentlich ist es verwunderlich, dass eine Beschäftigung, die mit so viel Lust verbunden ist wie Selbstbefriedigung, heute noch einen derart schlechten Ruf genießt, dass sie sogar zu Beleidigungen wie »Wichser« genutzt wird. Bei keinem anderen Zeitvertreib, den man gern allein genießt, ist das der Fall. Woran liegt das? Vermutlich spielen hier mehrere Dinge zusammen:

- Viele glauben (bewusst oder unbewusst), dass »richtiger« Sex mit einem Partner stattfinden sollte. Wer es sich selbst besorgt, muss also ein Loser sein, der keine Partnerin gefunden hat – was womöglich daran liegt, dass er ein unsozialer Eigenbrötler ist.

- Jahrhunderte alte Schauermärchen über Selbstbefriedigung – etwa dass sie zu Rückenmarkschwund und Epilepsie führen –, werden heute zwar nicht mehr wirklich geglaubt, aber die Vorstellung von Selbstbefriedigung als etwas irgendwie Schädlichem hat seine Spuren hinterlassen.

- Selbstbefriedigung ist reiner Selbstzweck und keine produktive Tätigkeit: Man zeugt damit weder Nachkommen noch erschafft man damit ein Produkt mit einem höheren Nutzwert. Stattdessen hat man nur sich selbst gute Laune verschafft, ohne es sich irgendwie »verdient« zu haben. Das wirkt wie Egoismus und kann fast schon mit Schuldgefühlen verbunden sein.

Wenn Menschen überhaupt mal versuchen, Selbstbefriedigung zu rechtfertigen, tun sie das dementsprechend mit Scheinbegründungen, die nicht überzeugen: beispielsweise einem »Samenstau« (den es nicht gibt). Andere führen solche Handlungen auf einen »Trieb« zurück, den sie nicht unterdrücken können, was wiederum das Bild eines Mannes entstehen lässt, der einem animalischen Drang hilflos ausgeliefert ist.

Viel zu wenig wird bis heute gesehen, dass Selbstbefriedigung eine vollkommen rationale und auch moralisch sinnvolle Entscheidung ist, die dich zu einem besseren Menschen machen kann.

Schauen wir uns mal einige der Gründe an, die dafür sprechen, sich öfter mal einen runterzuholen:

- Selbstbefriedigung ist eine Möglichkeit, zum Orgasmus zu gelangen, bei der das Risiko einer ungewollten Schwangerschaft oder der Ansteckung mit einer sexuell übertragbaren Krankheit bis auf seltene Ausnahmefälle gleich null ist.[3]

- Menschen, die häufiger onanieren, haben mehr Partner und genießen den Sex mit ihnen mehr.[4]

- Wer öfter onaniert, ist glücklicher in seiner Beziehung und erlebt insgesamt ein größeres Ausmaß an sexueller Zufriedenheit.[5] Das ist nachvollziehbar, denn Onanieren stellt eine Art Trainingscamp und Experimentierlabor zugleich für Partnersex dar: Du hast Gelegenheit, deine sexuellen Reaktionen zu erforschen, und kannst beispielsweise herausfinden, ob und wie du die Zeit bis zu deinem Orgasmus länger strecken und was du tun kannst, damit dein Orgasmus besonders heftig wird. Dieses Wissen kannst du selbst nutzen und außerdem an deinen Partner weitergeben.

- Selbstbefriedigung kann dir helfen, in besseren Kontakt mit deinem Körper zu gelangen, weiß die Sexualpädagogin Lisa Hochberger: »*Wenn du in der Lage bist, deinen Geist mit deinem Körper zu verbinden, hilft dir das, Freude auf eine kraftvollere Weise zu erleben. Wenn du die Kraft des Vergnügens mit deinem Körper verbinden kannst, hilft es dir, deinen Körper auf eine positivere Art und Weise wahrzunehmen.*«[6] Womöglich fühlst du dich dadurch auch sexuell selbstbewusster und begehrenswerter.

- Selbstbefriedigung stellt Forschern zufolge ein sinnvolles Herz-Kreislauf-Training dar.[7]

- Die durch die Selbstbefriedigung hervorgerufene Anregung des Kreislaufs ist gut für deine Haut und lässt dich jünger erscheinen.[8]

- Ein Orgasmus erhöht die sogenannten DHEA-Werte im Körper (also die Häufigkeit bestimmter Hormone), die dazu beitragen, dein Gehirn, deine Haut und dein Gewebe gesund zu halten.[9]

- Werner Habermehl vom Medizinischen Forschungsinstitut in Hamburg wies 2004 darauf hin, dass sich die bei der körperlichen Lust vermehrte Ausschüttung von Adrenalin und Cortisol positiv auf die Gehirnzellen und damit die intellektuelle Leistung auswirkt. Aufnahmefähigkeit für Daten, Umsichtigkeit und Konzentrationsfähigkeit werden verbessert. Wer keinen Partner hat, kann sich diesen Effekt auch selbst verschaffen. Zugespitzt formuliert: Onanieren macht schlau.[10]

- Auch dein Körperbau kann davon profitieren: So verbrennst du beim Onanieren bis zum Orgasmus nicht nur rund 150 Kalorien – das dabei vermehrt ausgeschüttete Hormon Testosteron hat auch einen positiven Einfluss auf den Aufbau von Muskelmasse.[11]

- Onanieren kann insbesondere in Zeiten, in denen du sehr stark belastet bist, deiner Entspannung dienen. Beim Orgasmus werden Endorphine, Oxytocin und Serotonin ausgeschüttet. Du erlebst Glücksgefühle, Ängste und Sorgen treten in den Hintergrund.

Langfristig tragen diese Hormone zu einem stabileren Selbstbewusstsein bei und schützen vor Depressionen.[12]

- Wenn du es richtig anstellst, ist Selbstbefriedigung eine Möglichkeit, die Vorgänge in deinem Körper, insbesondere deinem Schoß, besser zu spüren und zu kontrollieren, um so zum Beispiel einen vorzeitigen Samenerguss in den Griff zu bekommen.[13]

- Häufige Selbstbefriedigung beugt dem Entstehen von Prostatakrebs vor – vermutlich weil du dabei immer wieder krebserregende Stoffe aus deiner Prostata herausspülst.[14] Eine Studie zeigte, dass bei Männern, die mindestens 21 Mal pro Monat einen Samenerguss hatten, die Krankheitswahrscheinlichkeit um rund ein Fünftel niedriger lag als in einer Vergleichsgruppe, die nur sieben Mal pro Monat zum Höhepunkt gelangte.[15] Einer früheren Untersuchung zufolge kann man sein Krebsrisiko sogar um ein Drittel senken, wenn man öfter als fünf Mal pro Woche ejakuliert.[16] Selbst wenn man einen Partner hat, ist eine derart hohe Zahl an Orgasmen durch Geschlechtsverkehr allein oft nicht zu erreichen.

- Auch gegen eine Prostataentzündung ohne bakterielle Beteiligung scheint Selbstbefriedigung zu helfen: In einer türkischen Studie wurden 28 Single-Männer mit dieser Diagnose, die kaum bis gar nicht masturbierten, aufgefordert, sich ein halbes Jahr mindestens zweimal wöchentlich einen runterzuholen. Nur achtzehn folgten dieser Empfehlung. Zwei von ihnen wurden völlig beschwerdefrei, zwölf berichteten von Verbesserungen und bei vier von ihnen hatte sich nichts getan. Sieben Patienten hatten etwas weniger oft onaniert, als die Ärzte ihnen geraten hatten. Trotzdem erlebten drei von ihnen eine starke Verbesserung ihrer Leiden. Den drei Teilnehmern, die keinen Samenerguss bei sich herbeigeführt hatten, ging es schlechter.[17]

- Eine 1997 veröffentlichte Studie fand heraus, dass mit steigender Häufigkeit von Orgasmen auch das Risiko sinkt, durch eine Herzkrankheit zu sterben. Dieser Unterschied zeigte sich, wenn eine Versuchsperson pro Woche mindestens zwei Mal häufiger ejakulierte als die andere. »Geht man von einem breiten Bereich von durchschnittlich drei bis fünf Ejakulationen pro Woche bei gesunden Männern aus«, berichten die Professoren für Medizin George Smith und Stephen Frankel, »würde dies fünf bis sieben Ejakulationen pro Woche bedeuten.« Wer lange leben möchte, onaniert also am besten täglich.[18]

- Eine 2004 veröffentlichte Studie der Uniklinik Essen fand heraus, dass die untersuchten jungen Männer 45 Minuten nach dem Masturbieren über eine höhere Anzahl weißer Blutkörperchen verfügten. Diese weißen Blutkörperchen sind die wichtigste Waffe unseres Immunsystems bei der Abwehr von fremden Eindringlingen, die zu Krankheiten führen können.[19]

- Selbstbefriedigung hilft bei Schlafproblemen – vermutlich weil sie den Spiegel entspannender Hormone wie Oxytocin und Prolactin erhöht: Einer britischen Untersuchung aus dem Jahr 2005 zufolge fühlten sich 80 Prozent der Männer nach einem Orgasmus so entspannt, dass sie sofort einschlafen konnten. Lediglich 50 Prozent aller Frauen ging es ähnlich.[20] Sogar eine der größten deutschen Krankenkassen, die Barmer Ersatzkasse, riet ihren Versicherten Ende Juli 2019, bei Schlaflosigkeit einfach selbst Hand anzulegen. »Es gibt immer noch Themen, die gerne verschwiegen werden, obwohl sie die allermeisten Menschen betreffen«, fügte der Barmer-Sprecher Daniel Freudenreich erklärend hinzu.[21]

- Es gibt Hinweise darauf, dass sich auch das sogenannte Restless-Legs-Syndrom – also das unkontrollierte Zucken der Beine vor allem im Ruhezustand am Abend und in der Nacht – durch Selbstbefriedigung beseitigen lässt. So berichtete 2011 die wissenschaftliche Fachzeitschrift »Sleep Medicine« über einen 41-jährigen Mann, der seit zehn Jahren an dieser Störung litt, aber ohne Medikamente gut einschlafen konnte, wenn er vorher einen Orgasmus hatte. Allerdings scheint ein Orgasmus bei manchen Menschen die Störung auch zu verschlimmern, sodass jeder hier selbst herausfinden muss, wie es sich bei ihm verhält.[22]

- Für viele Männer bedeutet Selbstbefriedigung nicht schneller einschlafen, sondern energievoller aufwachen: Sie kommen dadurch morgens erst so richtig in Schwung.

- Selbstbefriedigung kann Schmerzen, beispielsweise Kopfschmerzen, lindern: Die beim Orgasmus ausgeschütteten Endorphine sowie der Neurotransmitter Dopamin sind körpereigene Opioide, die das Schmerzempfinden im Gehirn verändern.[23] »Bevor Sie also bei Beschwerden dieser Art zur Schmerztablette greifen, machen Sie es sich – wenn Sie gerade zu Hause sind – lieber gemütlich und verwöhnen sich mit einem Orgasmus«, rät die Gesundheitsexpertin Carina Rehberg. Ob das bei dir funktioniert, musst du allerdings ebenfalls erst durch Versuch und Irrtum herausfinden: *»In einer Studie von 2013 berichteten 60 Prozent der befragten Migränepatienten, dass ihre Migräne deutlich besser wird bzw. ganz verschwindet, wenn sie währenddessen einen Orgasmus haben. Bei 33 Prozent verschlechterten sexuelle Aktivitäten den Kopfschmerz. Beim Cluster-Kopfschmerz konnte Sex die*

Schmerzen bei 37 Prozent der Patienten bessern, während sie bei 50 Prozent schlimmer wurden. Besonders Männer berichteten, sie würden sexuelle Aktivitäten bei Kopfschmerzen therapeutisch einsetzen. Hier heißt es also, ganz individuell vorgehen und das tun, was im Einzelfall guttut.«[24]

- Selbstbefriedigung vor sportlichen Herausforderungen verbessert die Leistung bei der Hälfte der Athleten – und beruhigt die angespannten Nerven vor einem Wettkampf.[25] Die Vermutung, dass dies auch für andere stressige Situationen gilt, zum Beispiel schwierige berufliche Gespräche, liegt nah.

- Früher glaubten Paare, die auf eine Schwangerschaft hofften, dass männliche Selbstbefriedigung kostbaren Samen verschwendet. Deshalb wurden Männer dazu angehalten, derlei Aktivitäten zu unterlassen. Heute wissen wir: Spermien bleiben im menschlichen Körper nur einige Tage fruchtbar und zersetzen sich dann. Beim Onanieren werden alte Spermien zügiger beseitigt und die frischen Spermien schaffen es mit größerer Wahrscheinlichkeit zu einem wartenden Ei.[26]

- Selbstbefriedigung schützt dich davor, deine Ansprüche zu sehr zu senken und dich zum Beispiel auf ein sexuelles Abenteuer mit einer Frau einzulassen, die dir nicht guttun würde oder die nicht gut zu dir passt, nur weil du gerade sexuell in Stimmung bist. Das wiederum führt dazu, dass du Frauen gegenüber souveräner auftreten kannst, statt dich wie ein Bittsteller zu fühlen. Anstatt dich davon leiten zu lassen, wie begehrenswert dir eine Frau wegen ihrer momentanen Attraktivität erscheint, kannst du dir die Zeit lassen, eine Partnerin zu finden, die wichtigere Qualitäten erfüllt: zum Beispiel Zuwendung, Verlässlichkeit, emotionale Reife und Stabilität.

- Auch das Geld für einen Bordellbesuch kann durch Selbstbefriedigung gespart und einem vernünftigeren Zweck zugeführt werden. In vielen Fällen ist der Sex mit sich selbst außerdem um einiges besser.

- Selbstbefriedigung ist – vielleicht noch vor dem Internet – die einfachste und billigste Methode, Langeweile zu überstehen. Das mag sich nach keiner großen Sache anhören. Aber Menschen, die allein leben und durch andere Dinge kaum ausreichend ausgelastet sind, haben nicht nur während des Corona-Lockdowns gemerkt, wie wichtig es zur Aufrechterhaltung der seelischen Ausgeglichenheit ist, möglichst viele unterschiedliche Aktivitäten zu entdecken, mit denen man sich in seinen eigenen vier Wänden beschäftigen kann. Tatsächlich hat dieser Vorteil die Forscher früherer Jahrhunderte erst auf die bizarre Idee gebracht, man würde durch Onanieren geisteskrank: Menschen, die in psychiatrischen Anstalten verwahrt wurden, hatten oft den Tag über kaum etwas anderes zu tun, und die Forscher glaubten fälschlich, Onanieren würde die Erkrankung auslösen oder dazu beitragen. In Wahrheit stellt sie eine Entlastung dar und schützt, wie du eben erfahren hast, vor seelischen Störungen wie etwa Depressionen.

- Selbstbefriedigung zeigt dir, dass es Möglichkeiten gibt, das Leben außerhalb von Vorgaben wie »Leistung« und »Konsum« einfach nur zu genießen. Hier brauchst du keinen anderen

Ansprüchen zu genügen als deinen eigenen und der Genuss, den du empfindest, muss nicht erst von dir »verdient« werden.

Alles zusammengenommen gibt es – vielleicht abgesehen von sportlicher Bewegung und sozialen Kontakten – wenig Freizeitbeschäftigungen wie die Selbstbefriedigung, aus denen man mehr Gewinn ziehen könnte. Realistisch betrachtet, sollte man sich nicht fragen, ob man es zu oft, sondern ob man es oft genug tut, um sich in vielfacher Hinsicht fit zu halten.

Wann übertreibt man es mit der Selbstbefriedigung?

Auch wenn Selbstbefriedigung viele Vorzüge hat, fragst du dich vielleicht: Ist es möglich, dass du es damit übertreibst? Schließlich wissen wir, dass es oft von der Dosis abhängt, ob eine Sache hilfreich oder schädlich ist: Essen ist für uns lebenswichtig und genussvoll, tägliches Völlern ruiniert unsere Gesundheit.

Das Internetportal »Zentrum der Gesundheit« merkt dazu an:

»Übermäßiges Masturbieren (...) kann durchaus problematisch werden, z. B. die Beziehung beeinträchtigen,

wenn man plötzlich lieber masturbiert, statt sich mit dem Partner zu beschäftigen, oder wenn alltägliche Tätigkeiten (Job, Schule, Termine, Einladungen) unterbrochen oder abgesagt werden, weil man die Zeit lieber mit Masturbieren verbringen will. In diesem Fall sollte man die Sache am besten mit seinem Hausarzt besprechen oder eine Suchtberatungsstelle aufsuchen. Will man zunächst selbst versuchen, das Problem zu lösen, kann man der aufkeimenden Lust mit einer Ersatzaktivität begegnen, wobei Sport – ob Ausdauersport oder Krafttraining – die beste Methode ist, überschießende (Sexual-)Energien abzubauen.«[27]

Dieser Ansatz ist grundsätzlich in Ordnung. Da der Sexualtrieb von uns Menschen unterschiedlich ist, gibt es keine Zahl, an der man festmachen kann, ob man zu häufig onaniert oder nicht. Mancher tut es mehrmals am Tag, und weil es sein Leben in keiner Weise beeinträchtigt, ist das auch völlig problemlos. Schließlich verbringen viele Menschen mehrere Stunden pro Tag mit anderen unproduktiven Beschäftigungen wie Fernsehen, PC-Spielen oder letzten Endes fruchtlosen Diskussionen in sozialen Medien wie Twitter. Wenn Selbstbefriedigung keine spürbaren Nachteile für dich hat, brauchst du dir darüber also nicht den Kopf zu zerbrechen.

Nicht zuletzt hat der männliche Körper einen eingebauten Sicherheitsmechanismus durch die sogenannte Refraktärphase: Nach einem Orgasmus dauert es seine Zeit, bis man wieder einsatzbereit ist. Dementsprechend gibt Thomas Lazar in seinem »Bodyguide Mann« Entwarnung:

»Solange es (…) Spaß macht, darf man weitermachen. Nach dem dritten oder vierten Mal an einem Tag nimmt die Lust ganz von selbst ab. Die Erregung ist nicht mehr so stark, und es ist nicht mehr so leicht, eine Erektion herbeizuführen. Wenn es gelingt, heißt es Beeilung, denn die Erektion hält nicht mehr so lange an wie beim ersten Mal. Das ist eine ganz normale Ermüdungserscheinung, die ihren biologischen Sinn darin findet, dass es trotz des phantastischen Tempos der Spermienneubildung einige Stunden dauert, bis genug fertige, schwimmfähige Samenfäden nachgebildet wurden, um einigermaßen befruchtungsfähig zu sein. Wenn kein einsatzfähiges Sperma geliefert werden kann, macht es auch keinen Sinn, den gesamten sexuellen Apparat in Alarmbereitschaft zu halten. Bis die Speicher wieder voll sind, wird dann einfach die Erregbarkeit heruntergefahren.«[28]

Das ist wahr. Allerdings weiß ich auch, dass es Online-Communitys regelrechter »Profi-Masturbateure« gibt, die gelernt haben, diese innere Regulation zu überlisten, indem sie sich in einer Session sehr lange auf einem hohen Niveau der Lust halten, ohne dass es zum ersten Orgasmus kommt. Auf diese Weise kann man täglich durchaus viel Zeit mit Onanieren verbringen. Erst wenn der Penis durch eine Dauerbelastung zu schmerzen beginnt, merkt man, dass das Ganze vielleicht zu viel des Guten war – ähnlich wie wenn man sich an leckeren Speisen überfressen hat.

Solche körperlichen Probleme – etwa eine Überlastung deines Penis oder eine Überreizung deiner Haut – können zwar schmerzhaft sein, sind aber in der Regel einfach zu lösen, indem du dich mit dem Onanieren mehr zurückhältst, bis sich die Dinge gebessert haben. Übergangsweise kannst du auch auf ein Gleitmittel zurückgreifen sowie notfalls auf Seife und Wasser, um deine Berührungen sanfter zu machen.

Ohnehin nur vorübergehend sind Schmerzen in deinen Hoden, die dadurch entstehen, dass du dich lange Zeit im Zustand hoher Erregung hältst, ohne zu kommen. Dadurch kann ein Blutstau entstehen, für den es verschiedene Bezeichnungen gibt: Vasokongestion, epididymale Hypertension oder schlicht »blaue Eier«. Die Schmerzen sollten von selbst verschwinden, sobald du ejakulierst. Falls du auf ausgedehnte Selbstbefriedigung stehst, kannst du solche Empfindungen auch unterbinden, indem du deine Hoden beziehungsweise deinen Damm (die Zone zwischen Hoden und Hintern) massierst, damit sich das Blut nicht stauen kann. Auch ein Vibrator kann hier gute Dienste leisten.

Letztlich kommst du nicht darum herum, dir ein eigenes Urteil zu bilden, ob du es übertreibst oder nicht: Überschreitest du regelmäßig selbst gesetzte, vernünftige Grenzen? Vernachlässigst du wichtige Aspekte deines Lebens wie zum Beispiel deine Ausbildung oder Beziehungen zu Menschen, die dir nahestehen? Lässt du wichtige Arbeit liegen? Ist dein Leben so unausgefüllt, dass du nicht onanierst, weil du Lust darauf hast, sondern um Zeit totzuschlagen? (Ja, das habe ich weiter oben als einen Vorteil erwähnt, aber nicht unbedingt als Dauerlösung.) Flüchtest du dich in die Selbstbefriedigung, weil du aus Schüchternheit davor zurückschreckst, Frauen anzusprechen, statt dir die notwendigen Fähigkeiten anzueignen? Hast du selbst den Eindruck, dass sich deine Gedanken mehr ums Masturbieren drehen, als dir guttut? Gerade weil Onanieren so angenehm und lustvoll ist, kann es auch dazu verleiten, Problemen auszuweichen, statt sich ihnen zu stellen und sich zum Beispiel mit echten Menschen und all ihren Fehlern und Schwächen auseinanderzusetzen.

Solltest du feststellen, dass du Selbstbefriedigung fast schon zwanghaft häufig einsetzt, um Erleichterung von Stress zu erfahren, ist es oft sinnvoll, dem Stress auch auf andere Weise zu begegnen, also etwa Dinge zu vermeiden, die dich belasten, Probleme gezielt anzugehen und zu lösen oder auch mal eine Entspannungstechnik zu lernen, die nichts mit Onanieren zu tun hat.

Langfristig kann Selbstbefriedigung für dich dann zum Problem werden, wenn du damit für dich und deinen Körper ein bestimmtes Verhalten allzu sehr einübst.

Ein Beispiel: Du bemühst dich jedes Mal, möglichst schnell zum Orgasmus zu kommen, weil das Risiko, zum Beispiel von deinen Eltern »erwischt« zu werden, umso größer ist, je länger du onanierst. Infolgedessen lernst du nie, deinen Orgasmus zu verzögern, und kommst auch dann recht früh, wenn du mit jemandem schläfst. Dir einen solchen Automatismus anzueignen, solltest du also nach Möglichkeit von Anfang an verhindern, indem du dich nur dann selbst befriedigst, wenn du sicher sein kannst, ungestört zu bleiben.

Ein anderes Beispiel: Du findest mehrere Jahrzehnte lang keine passende Partnerin, weshalb du all deine sexuellen Erfahrungen aus der Selbstbefriedigung gewinnst. Wenn du dann schließlich doch mit einer Frau ins Bett gehst, kann das zu mehreren Problemen führen:

- Dir fehlt die sexuelle Raffinesse, deiner Partnerin so große Lust zu bereiten wie andere Männer.

- Dein Körper hat sich daran gewöhnt, dass er nur durch so starke Berührungen zum Höhepunkt gelangen kann, wie er sie durch deine Hand erfährt. Die Vagina deiner Partnerin kann damit nicht mithalten.

- Du hast eine Abneigung gegen die Vulva deiner Partnerin, weil du sie hässlich findest.

- Du schaffst es nicht, erregt zu bleiben, ohne irgendwann in eine Fantasiewelt abzutauchen, womit du auf deine Partnerin beim Sex etwas weggetreten wirkst.[29]

Nun kann ich dir weder raten, immer wieder mit Frauen ins Bett zu gehen, die dir nicht gefallen, noch dass du über Jahrzehnte hinweg auf Selbstbefriedigung verzichtest. Sinnvoll ist nur, dass du – wenn du die Wahl hast – daran arbeitest, dass auch Geschlechtsverkehr Teil deiner Sexualität wird, selbst wenn dir Onanieren als der einfachere Weg erscheint. Sollte das missglücken, könntest du wenigstens lernen, nicht immer auf genau dieselbe Weise zum Höhepunkt zu gelangen, sondern durch unterschiedliche Praktiken. Dieser Ratgeber enthält vielfältige Anregungen dafür.

Du kannst dich auch erst dann um dein Problem kümmern, wenn es tatsächlich beim Sex mit einer Partnerin zutage tritt. Was falsch programmiert wurde, lässt sich auch in diesem Fall wieder umprogrammieren. Da du jetzt weißt, wie dein Problem entstanden ist, kannst du das deiner Partnerin mitteilen, und ihr könnt euch gemeinsam daran machen, es zu lösen. Am besten tut ihr das, indem ihr zunächst diejenigen Praktiken mit einbezieht, durch die deine Lust bei der Selbstbefriedigung verlässlich steigt. Nach und nach geht ihr dann aber zu Praktiken über, die besser zum Geschlechtsverkehr passen und die deiner Partnerin stärker gerecht werden.

Welche Praktiken solltest du vermeiden?

Es gibt einen weiteren Weg, durch den du beim Onanieren Schaden erleiden könntest, und das sind gefährliche Praktiken. Wenn man darüber liest, möchte man nur den Kopf darüber schütteln, auf welche Ideen manche Menschen kommen, und man wundert sich, dass sie nicht vorhergesehen haben, wie schnell so eine Aktion schiefgehen kann. Allerdings gibt es nach wie vor genügend Leute, die aufgrund solcher Ideen in der Notaufnahme landen, also scheinen einige klare Warnungen hier angebracht. Offenbar denken viele Menschen in Momenten sexueller Erhitzung bestimmte Vorgänge lang nicht so klar zu Ende wie mit kühlem Kopf.

Folgende grundsätzliche Ratschläge kann ich in diesem Zusammenhang geben:

- Falls du eine neue Methode ausprobieren möchtest, ist es generell sinnvoller, darüber nachzudenken, wenn du gerade nicht sexuell erregt bist.

- Bevor du deinen Penis in irgendeine Öffnung steckst, die du noch nicht erkundet hast, fühle lieber erst mal mit deinem Finger oder noch besser einem Objekt wie zum Beispiel einer Mohrrübe vor. Beispielsweise berichtete die britische Fernsehsendung »101 Embarassing Sexual Accidents« von einem Mann, der eine Melone im Backofen erhitzte, um sie dann als Ersatz für eine Vagina zu verwenden. Er erlitt schwere Verbrennungen, die er leicht hätte vermeiden können.[30] Auch Düsen in Swimming- oder Whirlpools sind wegen der stimulierenden Gefühle, die sie hervorrufen können, verlockend, führen aber zu unschönen Situationen, wenn man darin feststeckt. Enge, starre Öffnungen können leicht zur Falle werden.

- Verzichte auf sämtliche Praktiken, bei denen du ganz allein Atemkontrolle verwendest, um dich sexuell in Fahrt zu bringen – also etwa eine Tüte über deinen Kopf zu ziehen oder dir die Luft abzuschnüren. Es gibt hier keine sinnvollen Ratschläge, da auch denkbare Sicherheitsmaßnahmen das Risiko nicht ausreichend senken. Der insgesamt empfehlenswerten Website Datenschlag wurde wegen eines Textes mit solchen Ratschlägen von der »Freiwilligen Selbstkontrolle Multimedia-Diensteanbieter« mit einer Indizierung gedroht, da sie diesen Text als jugendgefährdend erachtet. Der Text wurde von der Website entfernt.[31] Bei aller Sympathie für Datenschlag kann ich die Logik dahinter insofern verstehen, da solche Texte zu dem Gedanken verleiten können, entsprechende Aktionen wären unproblematisch, solange man sich nur an die richtigen Tipps hält.

- Wenn du einen Gegenstand in deine Harnröhre schiebst, besteht immer ein Verletzungs- und Infektionsrisiko. Falls du dieses Risiko eingehst und der Gegenstand dort stecken bleibt, solltest du bei deinen Versuchen, ihn wieder ans Tageslicht zu befördern, nur Methoden anwenden, die nicht wehtun: also urinieren oder vorsichtiges Ziehen. Werden diese Versuche schmerzhaft oder scheitern sie, hat sich der Gegenstand verhakt und du solltest unbedingt einen Arzt aufsuchen.

- Wenn du einen Gegenstand tief in deinen Hintern schiebst, besteht das Risiko, dass er in deinen Darm weiterwandert, dass er deine Darmwand verletzt und dass du es nicht mehr schaffst, ihn wieder hervorzuholen.

- Verwende keine Gegenstände aus Material, das in scharfe Scherben zerbrechen könnte.

- Vermeide auch Gegenstände, bei denen sich unvermittelt ein Stück Metall in dein Fleisch bohren könnte, wenn sie entzweibrechen.

- Deinen Penis mit Substanzen wie Tabasco, Curry, Olbas, Menthol, Wick VapoRub oder Rheumasalbe einzureiben, weil sich das so intensiv anfühlt, kann zu starken Schmerzen führen, die sich nicht schnell beenden lassen, weil du diese Substanzen häufig nicht mit Wasser entfernen kannst. Bleibende Schäden dürften dir immerhin erspart bleiben. Ein leicht brennendes Gefühl auf Penis und Hoden kann für einen zusätzlichen Kick sorgen, aber zu viel davon kann einem den halben Tag ruinieren. Wende Substanzen, die Hitzeempfindungen auslösen, also besser erst einmal mehrere Sekunden lang an einer anderen Körperstelle an, um ihre Wirkung zu erkunden. Denke aber daran, dass die Haut deines Geschlechtsteils empfindlicher reagiert als die Haut deiner Hände oder Arme.

- Auch wenn du masochistische Neigungen hast, solltest du deine Hoden nicht malträtieren, indem du sie schlägst. Als nach außen gelagerter Teil des Bauchfells sind sie besonders empfindlich und leicht verletzbar. Beispielsweise könntest du damit deine Aussichten auf späteren Nachwuchs zunichtemachen.

- Sämtliche Techniken, bei denen du deinen noch schlaffen Penis einschnürst, können dich in die Bredouille bringen, weil du das dafür verwendete Material womöglich nicht mehr abbekommst, wenn dein Penis steif und prall wird. Mögliche Folgen sind schwere Schädigungen zum Beispiel an den Schwellkörpern, der Vorhaut und der Eichel. Hast du dich einmal in eine solche Situation gebracht, kannst du versuchen, mit Öl oder Seife eine bessere Gleitfähigkeit herzustellen, oder dich eiskalt abduschen, um die Erektion abklingen zu lassen. Scheitert beides, kommst du um einen Besuch beim Notarzt nicht herum. Der Einsatz einer scharfen Klinge, um deinen Penis zu befreien, dürfte zu gefährlich sein, und wenn dein Penis längere Zeit nicht durchblutet und somit nicht mehr mit Nährstoffen versorgt wird, stirbt er ab. Sollten dir solche Spiele gefallen, ist ein speziell für derlei Aktionen angefertigter Cockring, den du im Erotikhandel erhältst, eine sinnvollere Alternative.

- Das Reißen des Vorhautbändchens durch heftiges Masturbieren sieht zwar schlimm aus, wenn es blutet, ist aber kein besonders ungewöhnliches oder peinliches Malheur, sondern kann auch beim Geschlechtsverkehr vorkommen. Hier ist ein Arztbesuch sinnvoll und erst recht kein Grund, sich zu schämen.

Welche lustvollen Praktiken stehen dir zur Auswahl?

Nach all den Praktiken, von denen ich abraten würde, kommen wir nun zu den Techniken, die unproblematisch sein sollten. Wie bei allen Sextechniken funktioniert nicht jede davon bei jedem Menschen gleich gut. Um ein wenig Versuch und Irrtum, welche Praktik sich für dich besonders gut anfühlt, kommst du also nicht herum. Wie stark eine Technik wirkt, hängt oft auch davon ab, wie erregt du in diesem Moment ohnehin schon bist und wie gut es dir gelingt, dich in eine zur Technik passende Fantasie fallen zu lassen.

Bei sämtlichen Methoden, die bei der Ejakulation unweigerlich zu einer Verschmutzung von Gegenständen führen dürften, empfiehlt es sich, vorher ein Kondom überzuziehen.

Wir beginnen mit den einfachen Grundtechniken:

- Sehr viele Männer onanieren, indem sie ihren Penis locker mit der Faust umfassen und diese Faust dann auf und ab bewegen. Druck und Tempo kannst du dabei nach Belieben verändern. Wenn du beschnitten bist, empfiehlt sich die Verwendung von Gleitmittel, damit es besser flutscht. Bist du unbeschnitten, sorgt deine Vorhaut für einen reibungslosen Verlauf.

- Statt der Faust kannst du auch nur zwei Finger verwenden, die du ringförmig zusammenführst. Der Vorteil: Du stimulierst dabei die Kuppe deiner Eichel weniger, wodurch es länger dauert, bis du kommst.

- Du kannst auch deine Hüfte einsetzen, um deinen Penis immer wieder nach vorn zu stoßen. Das kannst du im Liegen tun oder auch im

Stehen, wenn du deine locker geöffnete Faust zum Beispiel nahe an die Kante eines Tisches legst und dann mit deinem Penis in diese Faust hineinstößt. Wenn sich kein Möbelstück in geeigneter Höhe findet, kannst du deine gefalteten Hände mit den Innenflächen nach oben auf den Boden legen und mit deinem Penis immer wieder in die so gebildete Kuhle stoßen, als würdest du Geschlechtsverkehr ausüben. Gleitmittel und eine abwaschbare Unterlage sind als Ergänzung sinnvoll.

- Alternativ kannst du dich auf die Seite legen und deinen Penis mit einer Hand umfassen, die du so gekippt hast, dass der Daumen nach unten weist. Roll dich dann auf den Bauch und stoße in deine Hand. Deine andere Hand hast du frei, um zum Beispiel den Rest deines Körpers zu stimulieren.

- Liegst du beim Sex lieber bequem auf dem Rücken? Dann kannst du eine Hand als Vaginaersatz verwenden, indem du sie so über deinen Penis stülpst, dass die ausgestreckten Finger einen Käfig darum nachbilden. Wenn du sie jetzt auf und ab bewegst, wird die Kuppe deines Penis immer dann gereizt, wenn sie gegen deine Handfläche trifft. Eine Alternative: Während deine Hand in derselben Haltung bleibt, bewegst du sie auf und ab, wobei du deinen Penis massierst. Wenn du die Spitze erreichst, führst du jedes Mal alle Finger zusammen.

- Du kannst auch beidhändig zu Werke gehen, indem du abwechselnd mit der linken und mit der rechten Faust um deinen Penis hoch und nieder fährst. Je länger dein Penis ist, desto fließender gelingt dir der Übergang. Allerdings hast du keine Hand mehr frei, um zum Beispiel eine PC-Maus zu bedienen.

- Eine andere Form, beide Hände einzusetzen, besteht darin, dass du mit der einen Faust um deinen Penis auf und nieder fährst und mit einem oder mehreren Fingern deiner anderen Hand die hochempfindliche Spitze deiner Eichel umkreist, um die Empfindungen dort zu verstärken. Eine Creme wie Nivea ist hilfreich. Variante: Du führst die Bewegungen der beiden

Hände nicht gleichzeitig, sondern abwechselnd durch. So kannst du deinen Höhepunkt ziemlich lange hinausschieben.

- Umfasse den Schaft deines Penis, gleite mit deiner Hand nach oben, führe dann um die Eichel herum eine drehende Bewegung aus, als wolltest du den Deckel einer Flasche abschrauben, und lass deine Hand wieder herabgleiten. Wiederhole das, bis du kommst.

- Du hältst die Eichel deines Penis in einer Hand und ziehst mit der anderen immer wieder sanft an deinen Hoden. So stimulierst du den Schaft und die Spitze deines Penis zugleich.

- Du kannst deine Finger auch so auf deinen Penis legen, als würdest du eine Klarinette halten, und deinen Penis nun zwischen deinen Fingern hin und her schnippen. Jede Erschütterung sollte die Lustgefühle in deinem Penis und damit deine Erregung weiter steigern. Hierfür brauchst du nicht unbedingt beide Hände.

- Du umfasst deinen Penis mit beiden Händen und bewegst sie daraufhin in etwa so, wie du es tust, wenn du dir die Hände wäschst.

- Lege deine gefalteten Hände um deinen Penis und bewege sie mit langsam drehenden Bewegungen auf und nieder oder presse sie rhythmisch immer wieder zusammen.

- Du legst dich nackt ins Bett oder auf deine Couch und breitest eine leichte, dünne Wolldecke über dich. Lege eine Hand so auf die Decke, dass ihre Innenfläche die Eichel deines steifen Penis berührt, und beginne wieder zu kreisen. Nach einigen Minuten sollte sich deine Eichel wie elektrisiert anfühlen, woraufhin du dich mit stärkeren Stimulationen zum Höhepunkt bringen kannst.

- Manche Männer legen sich auf den Rücken, ziehen eine Matratze über sich und reiben sich daran. Das Gewicht, das hierbei auf dem Penis lastet, sorgt für besonders intensive Empfindungen. Ein Kissen als Puffer verhindert, dass man sich wund scheuert.

- Du kannst auch Boxershorts tragen und deinen Penis mit deren Stoff bis zum Orgasmus reiben.

- Fülle eine Wärmflasche mit möglichst glatter Außenseite so hoch mit warmem Wasser, dass sie nicht allzu prall ist. Wickle ein paar Tempos um deinen Penis und reibe ihn dann bis zum Höhepunkt an der Wärmflasche.

- Eine Methode, die ähnliche Empfindungen wie Oralsex hervorruft, funktioniert so: Du füllst in die Spitze eines Kondoms viel Gleitmittel und streifst es dann über deinen Penis. Sobald es stramm sitzt, drückst du auf seine Spitze, sodass du das Gleitmittel nach unten presst und es sich um deinen Penis verteilt. Ziehe das Kondom nun abwechselnd mit den Fingern der einen Hand nach oben und mit der anderen wieder nach unten.

- Kommen wir zu einer Technik, die sich am ehesten so anfühlt, als würdest du von einer fremden Hand verwöhnt werden: Hierfür setzt du dich auf den Rand eines Bettes oder Stuhls und greifst mit deinem Arm unter deinem Bein hindurch, um deinen Penis zu packen und ihn dann zu stimulieren. Du kannst den Effekt verstärken, indem du mit der Hand aktiv wirst, die du normalerweise nicht zum Onanieren benutzt.

- Natürlich kannst du dir auch technisches Spielzeug als Hilfsmittel besorgen – zum Beispiel einen sogenannten Bullet-Vibrator, mit dem Frauen normalerweise ihre Klitoris liebkosen. Du verwendest das Gerät jedoch, indem du seinen Kopf gegen die Unterseite deines Penis hältst. Solltest du durch die Vibrationen allein nicht zum Orgasmus gelangen, kannst du den Vibrator mit einer anderen Technik kombinieren.

Wie kannst du deine Lust bei der Selbstbefriedigung verstärken?

Die verschiedenen Griffe und andere Praktiken, deinen Penis zu bearbeiten, sind nur die Grundvoraussetzung, um durch eigene Hand zur Ekstase zu gelangen. Darüber hinaus gibt es viele Methoden, die in dir entstehenden Wohlgefühle noch intensiver werden zu lassen. Ich habe dir einige Ratschläge zusammengestellt, die ich für sinnvoll halte:

- Wie wir im ersten Kapitel dieses Ratgebers gesehen haben, spricht aus rein medizinischen Gründen vieles dafür, täglich zu onanieren. Allerdings besteht hier die Gefahr, dass diese Handlung mehr zu einer Form von Routine verkommt, als dass sie mit echter Lust zu tun hat. Lass ruhig mal eine Zeit ohne Selbstbefriedigung verstreichen, bis sich in dir viel Lust aufgebaut hat, um sie dann besonders intensiv zu genießen, wenn du wirklich in Stimmung bist. Du verspeist schließlich auch nicht jeden Tag dein Lieblingsessen.

- Insbesondere wenn du dir in der Pubertät die Gewohnheit angeeignet hast, dich möglichst zügig zu befriedigen, weil du jederzeit mit einer Störung rechnen musstest, überlege dir, ob es nicht schöner wäre, dir für diese vergnügliche Beschäftigung viel Zeit zu lassen. Du stehst weder unter Zeitdruck noch brauchst du ein schlechtes Gewissen zu haben. Wie bereits erwähnt, ist dies auch deshalb sinnvoll, weil wir Gewohnheiten aus der Selbstbefriedigung oft unbewusst beim Partnersex übernehmen. Auch Selbstbefriedigung ist schöner, wenn sie keinen Spurt zum Orgasmus darstellt, als ob man das Ganze möglichst schnell hinter sich bringen wollte, sondern eine Gelegenheit, den Körper aufmerksam zu erforschen und seinen Gefühlen nachzuspüren.

- Wenn du beim Reiben deines Penis Berührungen der Eichel vermeidest, kannst du deinen Orgasmus hinauszögern und damit deinen Genuss verlängern.

- Viele Männer empfinden es als reizvoll, ihren Orgasmus beim Entstehen nicht sofort zuzulassen, sondern möglichst lange an dieser Schwelle zu verharren. Dazu hören sie kurz mit dem Onanieren auf und machen erst wieder weiter, wenn ihre Erregung nachlässt. Sobald sie ihren Orgasmus dann zulassen, wird er oft besonders heftig.

- Benutze ein Gleitmittel. Insbesondere wenn du häufig onanierst, kannst du dadurch eine Überreizung der Haut deines Penis unterbinden.

Am sinnvollsten sind Gleitmittel, die im Erotikhandel auch für Partnersex angeboten werden. Ersatzweise lassen sich Baby-, Massage- und Aromaöle verwenden. Gesichtscremes, Haargel und dergleichen können dagegen problematisch sein. Am sichersten sind Substanzen, die explizit als Gleitmittel bezeichnet werden.

- Fettbasierte Gleitmittel trocknen im Gegensatz zu wasserbasierten Gleitmitteln kaum aus, sodass sich ein Nachschmieren erübrigt. Sie sind auch hautfreundlicher (Risse und Abschürfungen werden vermindert) und ihre Gleitwirkung ist stärker. Von wasserbasierten Gleitmitteln hingegen kannst du dich leichter säubern: Ein Papiertaschentuch genügt, wenn sie ihren Dienst getan haben oder wenn du merkst, dass du es mit der Menge übertrieben hast. Und sollten sie tatsächlich einmal austrocknen, genügen ein paar Spritzer Wasser, um sie wieder verwendbar zu machen. Vaseline und Produkte auf Paraffinbasis werden von der Haut nicht so gut aufgenommen; sie sind auch schlechter abwaschbar.

- Wenn du eine Creme als Gleitmittel benutzt, dürfte sie anfangs sehr kalt sein: Reibe sie vorher zwischen deinen Handflächen, um sie aufzuwärmen.

- Vergiss nicht, dass dein Penis mit dem Eichelkranz und dem Vorhautbändchen über zwei besonders sensible Stellen verfügt, die es lohnt, gezielt zu liebkosen, um prickelnde Gefühle hervorzurufen.

- Du kannst mit der freien Hand auch deinen Hodensack mit einbeziehen: etwa indem du sanft daran ziehst oder ihn vorsichtig kraulst. Wenn er zu Beginn des Masturbierens zu klein zusammengezogen ist, kannst du ihn durch Wärme entspannen, beispielsweise indem du einen warmen Lappen darauf legst. Sobald dein Orgasmus in dir aufsteigt, kannst du leichten Druck auf deine Hoden ausüben oder sie mit leichten (!) Klapsen stimulieren. Auch das führt häufig zu einem intensiveren Höhepunkt.

- Beziehe deinen Damm, also die Zone zwischen Hoden und Hintern, in deine Selbstbefriedigung mit ein. Wenn du diese Zone reibst, kannst du damit deine Prostata stimulieren, ohne dazu einen Finger oder einen Gegenstand in deinen Hintern stecken zu müssen. Die Prostata wird vielfach als »G-Punkt des Mannes« bezeichnet, weil ihre Massage zu starken Orgasmen führen kann. Vermutlich lässt dich eine eigenhändig durchgeführte Prostatamassage nicht kommen – sie kann aber in Kombination mit der Bearbeitung deines Penis deinen Höhepunkt stärker werden lassen.

- Lege, wenn du im Begriff bist zu kommen, einen mit Eis gefüllten Waschlappen auf deine Hoden. Der plötzliche Kälteschock führt dazu, dass sich deine Hoden schlagartig zusammenziehen, was deinen Orgasmus erheblich verstärken dürfte. Womöglich musst du hier ein wenig experimentieren, bis du das exakt passende Timing ausgetüftelt hast.

- Eine Variante zu dieser Aktion sieht so aus, dass du eine Schüssel mit frostig kaltem Wasser neben dir stehen hast, deine freie Hand kurz vor dem Höhepunkt hineintauchst und deinen Hodensack umfasst, wenn du kommst.

- Du kannst auch deine Brustwarzen in deine Selbstbefriedigung mit einbeziehen, indem du sie mit deiner freien Hand reibst, kitzelst, drehst oder dagegenschnippst. Hierbei handelt es sich um eine mitunter vernachlässigte erogene Zone des männlichen Körpers. Nach längerer Stimulation werden deine Brustwarzen allerdings so empfindlich, dass es unangenehm wird, weshalb ein Gleitmittel auch hier eine gute Hilfe darstellen kann.

- Experimentiere mit verschiedenen Sinneswahrnehmungen. Reagiert dein Schoß besonders stark, wenn du ihn erwärmst oder kühlst? Hilft dir ein dunkler Raum dabei, dich in deine Fantasien fallen zu lassen? Welche Musik regt deine Stimmung am meisten an? Hat der anregende Duft von Räucherstäbchen oder von ätherischen Ölen eine Wirkung auf die Intensität deiner Lust?

- Selbstbefriedigung nach sportlicher Betätigung kann besonders befriedigend sein, weil du durch Sport deinen Hormonspiegel – zum Beispiel was Adrenalin und Dopamin sowie Endorphine angeht – bereits in die Höhe getrieben hast.

- Lieg nicht einfach nur steif da, sondern stoße immer wieder aktiv mit deinen Hüften zu. Je mehr du deine Fantasien mit Bewegungen wie einem Stoßen deiner Hüfte oder einem Biegen deines Rückens ausagierst, desto realistischer erscheinen sie deinem Körper, weshalb er entsprechend stark reagiert.

- Experimentiere beim Onanieren ruhig mal mit deiner Atmung: Wie verändert sich dein Orgasmus, wenn du dabei besonders tief durchatmest? Wie wirkt es sich aus, wenn du die Luft anhältst?

- Mit der Anspannung deiner Muskeln kannst du in ähnlicher Weise experimentieren. Wie nimmst du deinen Höhepunkt wahr, wenn du die Muskeln in deinem gesamten Körper bewusst entspannst? Es ist gut möglich, dass dich dein Orgasmus dann bis in die letzte Faser durchschauert, statt nur auf deinen Beckenbereich beschränkt zu bleiben. Finde auch heraus, was geschieht, wenn du bestimmte Muskelpartien anspannst, während du kommst. Vermutlich dürfte die Bandbreite der Empfindungen in deinem Schoß durch solche Übungen wachsen.

- Erweitere deinen Horizont, was Pornos angeht – zum Beispiel indem du mit erotischen Hörbüchern experimentierst oder auch mal für Premium-Pornos, die dir zusagen, etwas bezahlst, statt nur die kurzen und oft zweitklassigen Clips zu verwenden, die man zuhauf online findet.

- Finde heraus, ob deine Lust intensiver wird, wenn du bestimmtes Material – zum Beispiel eine Lederjacke – auf deinem ansonsten nackten Körper trägst.

- Mach dich schlau darüber, welche Sexspielzeuge deine Empfindungen verstärken könnten – vom Hodengewicht über den Analdildo bis zum Cockring gibt es hier einige Möglichkeiten –, und probiere sie aus.

- Tue es an einem Ort, an dem du es bisher noch nie getan hast, und finde heraus, ob das deine Erregung verstärkt. Besonders prickelnd sind oft Orte, an denen man so etwas normalerweise nicht tut, sowie Orte, bei denen die theoretische Möglichkeit besteht, entdeckt zu werden. Natürlich solltest du dieses Risiko dennoch möglichst nah bei null halten: dir selbst zuliebe ebenso wie deinen Mitmenschen zuliebe, die dich nicht darum gebeten haben, in deine Sexspiele hineingezogen zu werden. Im Gegensatz zu einer Frau kannst du dich als Mann mit Exhibitionismus immer noch strafbar machen.

In welchen Stellungen wird Selbstbefriedigung besonders lustvoll?

Ein anderer Weg, um mehr Abwechslung und Dynamik in deine Selbstbefriedigung zu bringen, besteht darin, öfter mal die Position zu wechseln, statt nur in deinem Sessel zu sitzen oder auf dem Rücken zu liegen. Mit einer größeren Spannbreite an Stellungen veränderst du nicht nur deine Muskelspannung sowie den Blutfluss in deinen Penis und damit dein Lustempfinden. Du führst dich damit auch selbst zu einer Denkweise, die du ebenso für den Partnersex übernehmen kannst: kreativ und experimentierfreudig sein, öfter mal etwas Neues ausprobieren, statt immer bei Schema F zu bleiben.

Das hier sind einige Stellungen, die andere Männer empfehlen, weil sie dabei großes Vergnügen empfinden – oft durch einen außergewöhnlich starken

Orgasmus, aber auch durch die neue Körpererfahrung selbst, die häufig zu einer neuen mentalen Erfahrung führt. Bei manchen Stellungen ist es auch hier sinnvoll, die Selbstbefriedigung auf einer Unterlage durchzuführen. Ebenso vernünftig ist es, vor dem Onanieren ein paar Dehnübungen durchzuführen, zumal auch dies das Gefühl für den eigenen Körper verstärkt.

- Knie dich auf den Boden. Wenn deine Knie empfindlich sind, kannst du sie mit einem Kissen abpolstern. Spreize deinen Hintern, wobei jede Pobacke auf einer deiner Fersen ruht. Onaniere dann wie gewohnt. Bei dieser Stellung werden die Nerven in deinem Damm stärker aktiviert, was zu einem heftigeren Orgasmus führen kann.

- Gehe so in die Hocke, dass deine Knie möglichst weit voneinander entfernt sind, sodass deine Haltung froschähnlich wird. Wenn du Probleme hast, dabei das Gleichgewicht zu halten, lehne dich mit dem Rücken gegen eine Wand oder ein Möbelstück. Onaniere dann wie gewohnt. Kurz bevor du kommst, spannst du deine Beinmuskeln an. Auch das führt oft zu einem besonders intensiven Höhepunkt.

- Klemme deinen erigierten Penis zwischen deine Oberschenkel. Achte darauf, deinen Hodensack nicht mit einzuklemmen. Versuche dann, dich nur mit der Bewegung deiner Beine zum Höhepunkt zu bringen. Überdehne deinen Penis nicht und brich diese Praktik ab, falls sie sich unangenehm für dich anfühlt.

- Knie dich hin und berühre mit deiner Stirn den Boden. Atme tief durch und entspanne dich. Sobald du zur Ruhe gekommen bist, führe deine Arme hinter den Knien durch, ergreife deinen Penis und onaniere wie gewohnt. Viele empfinden die Entspannung und die Wahrnehmung des eigenen Körpers in dieser Stellung besonders stark.

- Lege dich auf den Rücken und strecke deine Beine so über den Kopf, dass sich dein Schoß über deinem Gesicht befindet. Das geht einfacher, wenn deine Unterschenkel auf einem Möbelstück zu liegen kommen. Dadurch stellst du auch sicher, nicht noch weiter überzukippen, also versehentlich eine Rolle rückwärts zu machen. Während du mit einer Hand onanierst, kannst du mit der anderen deinen Hodensack und deinen Damm bearbeiten. Manche Männer empfinden es als erregend, ihre Geschlechtsorgane so nah vor Augen zu haben, während sie sich selbst Lust verschaffen. Anderen gefällt der Eindruck des Kontrollverlusts, den sie in dieser Stellung empfinden, und dass ihnen das Blut in den Kopf steigt. Kurz bevor du kommst, solltest du diese Stellung verlassen, wenn du dir nicht selbst ins Gesicht spritzen möchtest.

- Lege dich auf den Rücken, zieh die Knie an die Brust und erlaube deinem Körper eine leichte Schaukelbewegung. Das kann die Empfindungen in deinem Schoß verstärken und dazu führen, dass sie stärker in deinen restlichen Körper ausstrahlen.

- Besorge dir (etwa bei Amazon) einen sogenannten »automatic stroker« oder »automatic masturbator«: also einen Vibrator, der deinen Penis stimuliert, ohne dass du dazu die Hände einsetzen musst. Klemme ihn zum Beispiel zwischen zwei Couchkissen und lege dich dann bäuchlings auf die Couch, um dieses

Sex-Toy seine Aufgabe erfüllen zu lassen. Da du deine Hände frei hast, kannst du sie zum Umblättern von Seiten oder zur Bedienung eines Smartphones benutzen. Auch diese Praktik kann eine erquickende erotische Erfahrung darstellen.

Wie stimulierst du deinen Hintern, um deine Erregung zu steigern?

Selbst in unserer sexuell aufgeklärten Zeit bringen vermutlich immer noch viele Menschen erotische Stimulationen des Hinterns automatisch mit Schwulen in Verbindung. Tatsächlich haben Schwule oft nur mehr Erfahrung darin, wie man über diesen Körperteil Lust beziehen kann. Aber auch viele heterosexuelle Männer haben das irgendwann herausgefunden. Oft haben sie einfach nur experimentiert, wie es sich anfühlt, wenn sie sich beim Onanieren etwas zwischen die Pobacken schieben – und waren angenehm überrascht, als sie merkten, dass sich ihre Erregung dadurch spürbar verstärkte.

Ist dies etwas, das nur im Kopf passiert, weil diese Praktik ein wenig außergewöhnlich ist? Vielleicht zu einem kleinen Teil, aber es handelt sich vor allem um nachvollziehbare körperliche Vorgänge: Zunächst einmal befindet sich gleich hinter dem Schließmuskel die Prostata: die hochsensible Drüse, die ich bereits als »männlichen G-Punkt« vorgestellt hatte. Aber auch dein Schließmuskel ist über ein Nervengeflecht mit den Auslösern von Enkephalinen verbunden – jenen körpereigenen Hormonen, die einen lustvollen Stimmungsrausch erzeugen. Wenn dieser Muskel bei dem Versuch, sich zusammenzuziehen, auf ein Objekt stößt, das du dazwischengeschoben hast, reagieren diese Nerven umso stärker.

Worauf solltest du nun achten, wenn du deinen Hintern in deine Selbstbefriedigung mit einbeziehst?

Am Anfang steht die Wahl eines passenden Gegenstands. Am besten geeignet ist ein Analdildo, wie man ihn im Erotikhandel erhält: Er ist an einem Ende schlank und wird in der Mitte breiter, worauf er sich wieder verjüngt und schließlich zu einer breiteren Platte übergeht. Diese Form verhindert, dass er völlig in deinen Darm hineingleitet und du ihn nicht mehr herausfischen kannst. Wenn du diesen Dildo richtig einführst, sitzt seine dünnste Stelle genau dort, wo sich dein Schließmuskel befindet, sodass er von ihm festgehalten wird. Er kann so weder heraus- noch tiefer hineinrutschen.

Manche Analdildos verfügen über eine Vibrationsfunktion, die seine Verwendung noch prickelnder machen kann.

Vielleicht möchtest du dir nicht gleich für deine ersten Versuche in diesem Bereich einen Analdildo anschaffen. Dann benötigst du einen in mehrfacher Hinsicht passenden Ersatz. Er sollte zunächst einmal über eine gewisse Mindestlänge verfügen, sodass er deinen Fingern nicht so leicht entschlüpfen kann. Die im Handel angebotenen Analdildos zum Beispiel sind zwischen zehn und zwanzig Zentimeter lang. Für einen Anfänger ist es sinnvoll, seine ersten Erfahrungen mit einem kleineren Modell zu machen. Ist das von dir ausgewählte Objekt länger als zehn Zentimeter, sollte es sehr biegsam sein, damit es sich den Windungen deines Darms anpassen kann. Davon abgesehen gelten alle Warnhinweise, die ich in den vorangegangenen Kapiteln gegeben habe. Insbesondere ein Gerät, das über scharfe Ecken oder Kanten verfügt oder das leicht entzweigehen kann, hat in deinem Körperinnern nichts zu suchen. Ein weicher Tampon wäre, obwohl er kleiner als zehn Zentimeter ist, nicht die schlechteste Wahl, da du ihn leicht aus deinem Hintern herausziehen kannst. Wenn du das exakt im Moment deines Orgasmus tust, kann dieser besonders intensiv werden.

Ansonsten gilt: Wenn du sichergehen möchtest, dass keine unerwünschten Keime in deinen Körper gelangen, solltest du den Gegenstand vor der Verwendung säubern. Du kannst auch ein Kondom darüberstreifen.

Eher abzuraten ist von der Wahl eines pflanzlichen Objektes für Analspiele, also beispielsweise einer Karotte. Die Gefahr, sich durch Verunreinigungen, Pestizide oder Fruchtzucker eine Infektion einzuhandeln, ist durchaus gegeben. Du kannst dieses Risiko immerhin senken, indem du das Objekt deiner Wahl vorher unter heißem Wasser abwäschst und/oder in das bereits erwähnte Kondom hüllst.

Einige weitere Tipps:

- Während ich es gern dir und deinen persönlichen Vorlieben überlasse, ob du bei der Selbstbefriedigung generell ein Gleitmittel verwendest, würde ich es dir mit Nachdruck anraten, sobald Analspiele dazugehören. Anders als eine Vagina kann sich der menschliche Hintern nämlich nicht selbst befeuchten. Sinnvoll ist ein Gleitmittel, das besonders hautfreundlich und chemikalienfrei ist. Geeignete Produkte tragen in ihrem Namen das Wort »anal«, also etwa »Just Glide Anal« oder »Flutschi Anal«.

- Um sicherzustellen, dass keine Bakterien in deinen Hintern gelangen und du dich auch nicht versehentlich selbst verletzt, solltest du dir vor solchen Aktionen die Hände waschen und die Fingernägel schneiden.

- Vielleicht möchtest du auch noch mal auf Toilette gehen, vor allem wenn du ohnehin schon Darmtätigkeit spürst.

- Analspiele – ob mit einem Partner oder allein – erfordern grundsätzlich Geduld. Jeglicher Zeitdruck ist hier Gift. Stelle sicher, dass du ausreichend Zeit zur Verfügung hast, um Entspannung und die Gelegenheit für mehrfache Versuche zuzulassen.

- Zur Entspannung kann ein warmes Bad sehr hilfreich sein. Auch Dehnübungen können helfen – oder auch die progressive Muskelrelaxation nach Jacobson, zumal sie nicht schwer zu lernen ist.[32]

- Eher abzuraten ist von dem Versuch, den Hintern über Stunden hinweg mit immer umfangreicheren Objekten zu weiten. Für manchen mag das zwar eine ebenso lustvolle wie sportliche Herausforderung darstellen. Sie kann aber dazu führen, dass dein Schließmuskel ausleiert und flüssige Stoffe nicht mehr so gut halten kann. Sollte dir das passieren, ist das aber auch kein Grund zur Panik: Du hast nichts dauerhaft kaputtgemacht. Der Schließmuskel kehrt nach ein paar Tagen oder Wochen in den Normalzustand zurück, solange du in dieser Zeit nicht mit extremen Dehnübungen weitermachst.

Kommen wir von diesen eher allgemeinen Sicherheitshinweisen und den Fragen der richtigen Vorbereitung dazu, wie du am besten Schritt für Schritt vorgehst:

- Zunächst einmal ist es wichtig, dass du eine Stellung für dich findest, in der du problemlos längere Zeit bleiben kannst, ohne dich zu verkrampfen. Gleichzeitig solltest du in dieser Position mit deinen Händen leicht an deinen Hintern gelangen können. Für Anfänger ist die Seitenlage empfehlenswert.

- Am besten baust du als Nächstes deine Erregung auf, wie du es sonst bei der Selbstbefriedigung auch tust. Je erregter du bist, desto leichter und lustvoller dürften die nächsten Schritte für dich werden.

- Jetzt geht es darum, überhaupt einmal ein Gefühl für deinen Hintern und seine Empfindungen zu wecken. Das kannst du zum einen durch Ertasten tun, zum anderen dadurch, dass du deine Muskeln immer wieder anspannst, um diese Spannung einige Zeit zu halten und dann loszulassen.

- Nun kannst du damit beginnen, erst einmal einen Finger in deinen Hintern zu schieben. Schon das könnte sich als leichter gesagt als getan erweisen. Vielleicht kennst du es ja schon durch die Verwendung von Zäpfchen, dass sich dein Schließmuskel auch gegen wohlmeinendes Eindringen erst einmal sperrt. Schließlich besteht seine Aufgabe darin, das Innere deines Körpers davor zu schützen, dass fremde Objekte dort eindringen. Du kannst diesen Mechanismus am besten überwinden, indem du bewusst nach außen presst, als würdest du deinen Darm auf der Toilette entleeren.

- Außerdem ist das der Moment, in dem sich das Gleitmittel nützlich erweist. Je großzügiger du es in deinem Hintern und auf dem Objekt verteilst, das du dort einführen möchtest, desto leichter wird diese Prozedur für dich.

- Jetzt kannst du den Dildo – oder für welches Objekt du dich auch immer entschieden hast – ganz behutsam in deinen Hintern einführen. Wieder dürfte dein Schließmuskel etwas Widerstand leisten, aber inzwischen hast du ja gelernt, dieses Hindernis zu überwinden. Damit du bei diesem Vorgang so entspannt bleiben kannst, wie es ratsam ist, solltest du hier nur in dem Tempo und nur bis zu einer solchen Tiefe weitermachen, wie du dich noch wohlfühlst. Dazu gehört auch, dir die Zeit zu nehmen, alle Gefühle zu verarbeiten, die neu für dich sind.

- Wenn du magst, kannst du hin und wieder deinen Hintern kneten, um ihn weiter aufzulockern.

- Es kann sein, dass dein Darm immer noch ganz automatisch darauf drängt, den Fremdkörper wieder herauszuschieben. Du kannst diesem Mechanismus entgegenwirken und den Gegenstand in dir behalten, indem du deine Gesäßmuskeln anspannst.

- Irgendwann sollte dein Körper sich daran gewöhnen, dass er einen neuen Bewohner hat. Du kannst ihm noch mehr dabei helfen, indem du zum Beispiel ein paar Schritte auf und ab gehst und dich danach vielleicht hinsetzt. Wenn alles in Ordnung ist, kannst du jetzt deine Selbstbefriedigung wieder aufnehmen.

- Zu starken Lustgefühlen sollte es auch führen, wenn du deine Prostata über deinen Damm von außen massierst, während sich ein Gegenstand in deinem Darm befindet.

- Wenn du zu deinem Höhepunkt gelangst, kostet es vielleicht noch ein letztes Mal bewusste Anstrengung, den Gegenstand in dir zu behalten. Dafür sollte dieser Orgasmus jetzt besonders heftig werden, denn es werden ja unterschiedliche, aber miteinander vernetzte Nervenstränge gleichzeitig stimuliert. Dieser besonders intensive Orgasmus ist der Grund, warum sich Freunde dieser Praktik überhaupt all die Mühe machen.

- Wenn du möchtest, kannst du das Objekt jetzt wieder aus deinem Darm herausziehen. Das musst du aber nicht tun. Männer, die mit Analdildos Erfahrung haben, berichten, dass sie ihn problemlos ein paar Stunden in sich behalten und damit zum Beispiel sogar kleinere Besorgungen machen können. Das führt weder zu irgendwelchen Schäden noch ist man dabei andauernd sexuell erregt.

- Wenn du gern dauerhaft erregt sein möchtest, während du dich im privaten oder öffentlichen Raum bewegst, wäre ein Analdildo mit eingebautem Vibrator eine Überlegung wert. Dieses Gerät stimuliert die Prostata, solange es eingeschaltet ist.

- Nachdem du das Objekt aus deinem Darm wieder ans Tageslicht befördert hast, solltest du es gründlich säubern. Handelt es sich um einen Vibrator, empfiehlt es sich, aufzupassen, dass kein Wasser an die Batterie gelangt; sie würde sonst rosten.

- Sobald du ein bisschen Übung mit dieser Prozedur hast, möchtest du vielleicht etwas Neues ausprobieren: zum Beispiel einen Analdildo verwenden, der sich an einer Wand oder einem Möbelstück festsaugt, bevor du ihn in dich eindringen lässt. Dann hättest du deine Hände frei und zugleich das Gefühl, von hinten genommen zu werden.

- Bisher habe ich nur von Analspielen mit mehr oder weniger geraden Gegenständen gesprochen. Eine reizvolle Alternative, auf die viele Männer wie Frauen zurückgreifen, sind die sogenannten Analkugeln. Sie bestehen in der Regel aus Kunststoff und sind wie Perlen auf einer Kette aneinandergereiht: in der Regel ebenfalls stabförmig, aber sehr biegsam, mitunter auch locker an einer durchgehend biegsamen Kordel aufgereiht. Diese Analkugeln schiebst du dir in den Hintern, um sie in dem Moment, wenn du kommst, wieder herauszuziehen. Dabei passiert eine Kugel nach der anderen deinen Schließmuskel, wodurch sie impulsartig mehrere dicht aufeinander folgende Stimulationen auslösen. Auch hier verfügen manche Ausführungen über eine Vibrationsfunktion.

- Sollte trotz aller Sorgsamkeit und sämtlicher Sicherheitsvorkehrungen doch einmal ein Objekt in deinem Darm verloren gehen, solltest du als Erstes versuchen, es mithilfe eines Abführmittels und kraftvollem Pressen wieder nach draußen zu befördern. Scheitert dieser Versuch, ist von weiteren Do-it-yourself-Experimenten etwa mit Spülungen oder gar verzweifeltem Herumstochern im Darmausgang abzuraten. Womöglich schiebst du den Gegenstand dabei nur noch tiefer hinein oder ziehst dir innere Verletzungen zu. Da Risse in der Darmwand lebensbedrohlich sein können, bleibt dir ein Arztbesuch nicht erspart – umso mehr, wenn es sich entgegen meinen Warnungen um einen spitzen, zerbrechlichen oder scharfkantigen Gegenstand handelt.

Wie kannst du die verschiedensten Dinge des täglichen Gebrauchs zur Selbstbefriedigung verwenden?

Selbstverständlich musst du dich nicht allein auf deine Hände als Instrument zum Onanieren beschränken. Dennoch ist die Anschaffung kostspieliger Sex-Toys nicht nötig. Wenn du dir solche Ausgaben gern ersparen möchtest, kannst du – manchmal mit etwas Bastelgeschick – auch aus Dingen, die du in deinem Alltag findest, brauchbare Hilfsmittel für die Selbstbefriedigung anfertigen. Einige Beispiele:

- Schon ein Spiegel als Hilfsmittel kann die eigene Lust steigern, falls man nicht zu den Menschen gehört, die es befangen macht, sich selbst in erotischer Aktion zu sehen. Vielleicht benötigst du eine gewisse Zeit, um dich in einer solchen Situation wahrzunehmen, ohne dass es dir peinlich ist. Aber mit etwas Gewöhnung sollte es dir gelingen, durch deinen eigenen Anblick zur Erregung zu gelangen. Frauen scheint das etwas leichter zu gelingen als uns Männern: »Wenn ich mich so im Spiegel sehe, möchte ich mich am liebsten sofort selbst befummeln«, hat mir mal eine gute Freundin über die Momente anvertraut, in denen sie sich erotisch ansprechend zurechtgemacht hatte, um dann ihr Spiegelbild zu sehen. Sobald du gelernt hast, dein eigenes Spiegelbild als erregend zu empfinden, wächst dein sexuelles Selbstbewusstsein insgesamt: Schließlich ist es derselbe Körper, mit dem du auch auf Frauen begehrenswert wirken möchtest.

- Manche Männer finden es reizvoll, wenn sie ihren Penis reiben, während sie Handschuhe tragen. Diese Handschuhe können beispielsweise aus Leder bestehen, aus dünnem Latex (wie die in einem Verbandskasten) oder aus Gummi (wie diejenigen, die man zum Spülen benutzt).

- Andere empfinden den Reiz als erfrischend, der entsteht, wenn man den Penis mit Zahnpasta bestreicht.

- Insbesondere beschnittenen Männern, die ihren Penis nicht durch Vor- und Zurückziehen ihrer Vorhaut stimulieren können, leistet feine Unterwäsche gute Dienste. Sobald sie erst mal ein bestimmtes Erregungsniveau erreicht haben, brauchen sie deren Stoff nur immer wieder über ihre Eichel gleiten zu lassen, um auf einem hohen Level der Lust zu bleiben, ohne dass es zum Orgasmus kommt.

- Ebenso gut kannst du die Spitze deiner Eichel mit einer elektrischen Zahnbürste verwöhnen – so wie es viele Frauen mit ihrer Klitoris tun. Andere Stellen, wo du dieses Instrument zur Steigerung deiner Lust zum Einsatz bringen kannst, sind die Unterseite deines Penis, dein Hodensack und dein Damm. Auf diese Weise bringst du deinem Körper bei, auch auf leichtere Stimulationen mit Erregung zu reagieren.

- Wenn du einen Pinsel oder eine sehr weiche Bürste einsetzt, um über deinen Penis und deine Hoden zu huschen, kann auch das zu elektrisierenden Gefühlen beitragen. Allein dürfte dieser Reiz kaum ausreichen, um bis zum Orgasmus zu gelangen, aber als gelegentliche Unterstützung einer anderen Technik ist er durchaus reizvoll.

- Auch ein Stofftaschentuch kannst du zur Selbstbefriedigung zweckentfremden. Dazu ergreifst du es an den diagonal gegenüberliegenden Enden und drehst es wurstförmig zusammen. Daraufhin bildest du daraus eine Schlinge, die du von vorn oben über deinen Hodensack führst. Halte es weiter in deinen Fingern, während du dich auf die gewohnte Weise befriedigst. Jetzt wird dein Hodensack automatisch bei jeder Bewegung mit stimuliert, was dein Lustempfinden verstärkt. Als Alternative kannst du das zusammengerollte Tuch um deinen Penis schlingen und es in spiralförmig drehenden Bewegungen hinauf und hinunter führen.

- Falls du dir nicht eigens einen Vibrator anschaffen möchtest, kann ein leistungsstarker Lautsprecher als Ersatz dienen, wenn du seine Schutzhülle abmontierst. Sobald du darüber geeignete Musik ertönen lässt, gehen auch von einem solchen Gerät spürbare Vibrationen aus.

Wenn Männer Alltagsgegenstände zur Selbstbefriedigung umfunktionieren, dann häufig, um daraus etwas anzufertigen, was zumindest ähnliche Gefühle wie der Mund oder der Schoß einer Frau auslösen kann. Die Einfälle sind hier recht vielfältig:

- Eine Möglichkeit stellen zum Beispiel Schwimmflügel dar, also die aufblasbaren Armreifen, die Anfänger im Pool benutzen. Man erhält sie für wenige Euro im Sportgeschäft. Sie bereiten zusammengelegt angenehme Gefühle, sind problemlos zu reinigen und leicht an jeden Ort zu transportieren, wo man sie einsetzen möchte.

- Ähnlich gute Dienste leistet eine Frühstückstüte aus Plastik, in die du zuvor reichlich Nivea, Vaseline oder eine andere Creme gegeben hast. Diese Tüte ist leicht zu entsorgen, nachdem du deinen Spaß mit ihr hattest. Ein ungewöhnlicher Reiz entsteht, wenn du sie vor der Verwendung ins Gefrierfach gelegt hast.

- Du kannst auch zwei Socken ineinanderführen, sie umkrempeln und dann ein mit Gleitmittel gefülltes Kondom hineinstecken, um einen Vaginaersatz anzufertigen.

- Denselben Zweck kann ein Luftballon erfüllen, dessen Öffnung du abschneidest, um dann Olivenöl einzufüllen. Die geeignete Menge findest du im Selbstversuch heraus.

- Die Düse des Staubsaugers für seine Selbstbefriedigung zu nutzen, führt häufig zu ebenso üblen wie peinlichen Verletzungen. Darüber gibt es sogar eine wissenschaftliche Dissertation, die von Charlotte Roche und Christoph Maria Herbst mehrfach zum großen Amüsement des Publikums erwähnt wurde.[33] Du kannst deinen Penis allerdings vor Schaden schützen, wenn du ihn nicht direkt in das Rohr des Staubsaugers schiebst, sondern in ein dazugehöriges Aufsetzstück. Diese Verlängerung kannst du dir mit einer alten Klopapierrolle, die du mit Klebeband an dem Rohr befestigst, leicht selbst basteln. Noch intensiver soll dieser Genuss werden, wenn du zuvor Kleenextücher in die Rolle schiebst, die du in Gleitmittel getränkt hast.

- In einem der vorangegangenen Kapitel habe ich einen Mann erwähnt, der sich Verbrennungen zuzog, weil er seinen Penis in eine

Melone steckte, die er zuvor in den Backofen gelegt hatte. Wenn man eine Melone nicht erhitzt, wird sie für solche Zwecke aber durchaus geschätzt. Besonders beliebt ist das feuchte, klebrige Fleisch einer Honigmelone. Profi-Tipp: Höhle die Frucht auch an der Seite aus, die dem Loch gegenüberliegt, das für deinen Penis gedacht ist. So erzeugst du einen reizvollen Saugeffekt.

- Aus der Obstabteilung ist auch eine Banane gut für entsprechende Vergnügungen geeignet. Halbiere die Banane quer und löffle den Großteil des Fruchtfleischs heraus, sodass ein Hohlkörper entsteht. Lass nur ein wenig am unteren Ende drin, damit er ausreichend stabil bleibt. Du kannst seine Stabilität auch erhöhen, indem du ihn mit Paketklebeband umwickelst. Unter heißem Wasser oder in der Mikrowelle kannst du ihn ein wenig erwärmen – aber bitte nur so stark, dass es nicht schmerzhaft für dich wird. (Denk daran, mit deinem Finger vorzufühlen.) Mit einer Salatgurke kannst du auf dieselbe Weise vorgehen.

- Vielleicht möchtest du auch einen Laib frischen Weißbrots halbieren und eine für deinen Penis passende Aushöhlung schaffen, um dann eine Tasse heißes Wasser hineinzugießen. Es dauert etwa eine Viertelstunde, bis das Brot das Wasser aufgesogen hat und deinen masturbatorischen Interessen zur Verfügung steht.

- Ein weiterer Tipp aus der Praxis, auf den ich bei meinen Recherchen gestoßen bin, sieht so aus: Koche eine Portion Spaghetti, lass sie gut abtropfen und füge so viel Öl hinzu, dass sie gerade noch aneinanderhaften. Danach füllst du damit ein stabiles Gefäß bis zum Rand – geeignet sind hier etwa Einweckgläser und Thermoskannen. Spanne eine Plastikfolie über die Öffnung, zurre sie mit Gummibändern fest und bohre ein Loch hinein, das du so lange vergrößerst, bis du mit deinem besten Stück eindringen kannst. Inzwischen dürften die Spaghetti auch ausreichend erkaltet sein.

- Anstelle der Spaghetti kannst du auch mehrere Kondome verwenden, die du mit warmem Wasser gefüllt hast, um sie danach so zusammenzuknoten, dass kein Wasser mehr ausdringen kann. Hier kannst du dir die Folie sparen. Dafür ist bei dieser Methode die Verwendung von ausreichend Gleitmittel sinnvoll. Auf Wunsch lassen sich die Kondome durch Luftballons ersetzen, und statt sie in einen Behälter zu stopfen, bindest du sie in einem Handtuch mit einer dicken Schnur oder deinem Gürtel zusammen.

- Der letzte Basteltipp in dieser Kategorie sieht schließlich so aus: Du ziehst aus einer neuen Rolle Toilettenpapier das Papprohr heraus, wobei die Rolle ansonsten intakt bleibt. In den Hohlraum, den du so geschaffen hast, führst du die Finger eines Gummihandschuhs. Dessen unteres Ende stülpst du um und ziehst es so über die Rolle, dass seine Innenseite außen ist. Fertig ist die flexible, hautfreundliche, leicht zu reinigende Gummivagina.

Wie kannst du dein Bad zur Selbstbefriedigung nutzen?

Kaum ein Raum deiner Wohnung bietet sich so sehr dafür an, sich selbst sexuell zu bespaßen, wie das Bad.

Folgende Möglichkeiten stehen dir zur Auswahl, um bei deiner Selbstbefriedigung noch stärker in Ekstase zu geraten:

- Du drehst in der Dusche das Wasser auf volle Hitze, bis dort der Dampf einer Sauna entstanden ist.

- Du steigst unter die Dusche und verwöhnst deinen Penis mit warmem Wasser und Seife, um dich in Hochstimmung zu bringen.

- Du schnitzt ein Loch in ein Stück Seife, durch das du deinen Penis leicht hinein und heraus gleiten lassen kannst, während du dich deinen erhitzten Fantasien hingibst.

- Du massierst mit dem Strahl der Dusche die Unterseite deines Penis zwischen Eichel und Schaft. Mit einem speziellen Duschaufsatz kannst du die Stärke dieses Strahls noch besser variieren. Mit der Zeit bekommst du vielleicht Lust, mit diesem Strahl auch andere erogene Zonen deines Körpers zu massieren, beispielsweise deinen Hintern oder die Innenseiten deiner Schenkel. Auf diese Weise kannst du lernen, dass es sich bei deinem Penis nicht um den einzigen Körperteil handelt, der für sexuelle Stimulation empfänglich ist.

- Manche Menschen liegen auch gern in der vollen Wanne, wenn sie sich solchen Spielen hingeben. Oft kann ihnen das Wasser dann nicht heiß genug sein, weil die Hitze ihren Kreislauf und damit auch ihr Lustempfinden ankurbelt. Hier ist jedoch Vorsicht geboten: Im Verlauf der Selbstbefriedigung, die auf diese Weise stattfindet, bricht dir vermutlich stark der Schweiß aus, aber da du dich in heißem Wasser befindest, kann die Selbstregulation deines Körpers die benötigte Abkühlung nicht mehr leisten. Das wiederum belastet dein Herz, und vor allem, wenn du nicht mehr der Jüngste bist, könnte dein Kreislauf plötzlich wegsacken, woraufhin du in die volle Wanne sinkst … Ganz ungefährlich ist das Spiel mit hohen Wassertemperaturen also nicht.

Auch in anderer Hinsicht solltest du nicht übertreiben: Während du deine Erregung durchaus hin und wieder dadurch steigern kannst, dass du deinen

Penis mit Shampoo oder Seife einreibst, ist es keine gute Idee, das allzu oft zu tun. Manche Seifen und Shampoos trocknen die Haut nämlich so sehr aus, sodass sie ledrig wird oder sich abzuschälen beginnt. Darüber hinaus solltest du bei solchen Aktionen darauf achten, dass keine Seife in deine Harnröhre gelangt. Sie kann dort zu einem fies brennenden Gefühl führen – auch wenn es vielleicht erst eintritt, wenn du das nächste Mal auf Toilette gehst.

Wie regst du deine erotische Fantasie an?

In den letzten Kapiteln haben wir uns stark damit beschäftigt, mit welchen körperlichen Reizen du dich dem Gipfel der Lust besonders zielsicher nähern kannst. Aber der körperliche Aspekt ist natürlich nur ein Teil lustvoller Selbstbefriedigung. Eine oft entscheidende Rolle spielt hier auch der mentale Aspekt. Wenn dir gerade nichts einfällt, was dich in Stimmung bringt, und du momentan auch keinen Zugriff auf gelungene Pornos hast, scheint die erhoffte Befriedigung manchmal weit entfernt.

Wie kannst du deine erotische Vorstellungskraft am besten entwickeln?

- Konditioniere dich am besten erst gar nicht darauf, dass du nur dann sexuell in Fahrt kommst, wenn du Zugriff auf anregende Bilder hast. Erstens kannst du leicht in eine Situation kommen, wo das nicht der Fall ist. Zweitens bildet sich so deine eigene erotische Kreativität zurück und du lieferst dich stattdessen dem aus, was dir andere Menschen servieren.

- Versuche hin und wieder, Erotika zu genießen, die sich außerhalb deiner festen Vorlieben befinden. Dadurch erweiterst du deinen sexuellen Horizont und stellst vielleicht überrascht fest, dass dich mehr Reize und Situationen in Fahrt bringen können, als du gedacht hast.

- Greife ab und zu auch mal auf Aufnahmen zurück, die ursprünglich nicht dazu gedacht waren, als Masturbationshilfe zu dienen, zum Beispiel auf die Fotos attraktiver Frauen, wie du sie auf Modelseiten finden kannst. Erschaffe in deinem Kopf eine anregende Geschichte, die zu diesen Aufnahmen passt. Statt mit optischen kannst du das auch mit akustischen Reizen tun, also etwa mit Songs und Musikstücken, die sexuell aufgeladen sind. Es reicht zum Beispiel schon, bei Spotify den Suchbegriff »erotic« einzugeben, um eine bunte Palette zur Auswahl zu erhalten, mit deren Hilfe sich die eigene Fantasie austoben kann.

- Notiere erotische Fantasien, die dir in den Kopf kommen, so ausführlich, wie es dir Spaß macht, verstaue sie dann zum Beispiel in deinem Schreibtisch und greife erst nach längerer Zeit wieder darauf zurück. Ich selbst lese immer wieder gern Geschichten, die ich teils vor zwanzig oder mehr Jahren veröffentlicht habe, und lasse mich dadurch in Stimmung bringen. Bei dieser Gelegenheit lernt man auch einiges über seinen erotischen Werdegang, etwa wenn man auf Szenen stößt, die man damals scharf fand, die einen heute aber längst nicht mehr so stark ansprechen. Womöglich stellst du beim Niederschreiben solcher Fantasien aber auch fest, dass sie dich bereits so stark erregen, dass du kaum abwarten kannst, Hand an dich zu legen.

- Schalte deinen inneren Zensor ab. Fantasien sind wirklich nur Fantasien und bedeuten nicht, dass du genau dasselbe in die Realität umsetzen möchtest. Manchmal würden sie im wirklichen Leben nicht funktionieren, manchmal wären sie unmoralisch (zum Beispiel Vorstellungen von nicht-einvernehmlichem Sex). Solche Gedanken zuzulassen, bedeutet nicht, dass du dadurch ein schlechter Mensch wirst. Solange du darauf achtest, nicht mit anderen Menschen Dinge zu tun, die sie nicht möchten oder die ihnen Schaden zufügen, ist alles in Ordnung.

- Wenn dir einmal nichts Erregendes einfällt, lass das Onanieren einfach bleiben. Womöglich fallen dir ja genau deshalb keine reizvollen Fantasien ein, weil du nicht wirklich von starker Lust erfüllt bist, sondern dir nur einen runterholen möchtest, um an einem langweiligen Nachmittag ein wenig Zeit zu überbrücken. Dann such dir stattdessen eine andere Beschäftigung, bis du durch Filme, Begegnungen und andere Reize wieder inspiriert worden bist.

Wie kannst du den Zeitpunkt deines Orgasmus beeinflussen?

In meinem Ratgeber »Orgasmus«, der in derselben Reihe erschienen ist wie dieses Buch, gebe ich zahlreiche Tipps, wie man am besten damit umgehen kann, wenn man beim Sex viel früher oder später als sein Partner kommt. Viele Techniken, die hilfreich sein können, um den Zeitpunkt seines Höhepunkts besser zu kontrollieren, kann man sich bei der Selbstbefriedigung aneignen, die also auch in dieser Hinsicht eine wunderbare Vorbereitung für den Partnersex darstellt.

Aber auch beim Onanieren selbst wünscht man sich mitunter, den Spaß zu verlängern, indem man seinen Orgasmus ein wenig hinausschiebt.

Folgende Techniken können dir dabei helfen:

- Spreize bei der Selbstbefriedigung möglichst weit die Beine. Du wirst weiterhin einen starken Wunsch haben, zum Höhepunkt zu gelangen, aber dieser stellt sich nicht mehr so leicht ein wie zuvor.

- Ebenso wirkungsvoll kann es sein, wenn du vor dem Orgasmus deinen Hodensack vorsichtig umfasst und ihn von deinem Unterleib wegziehst. Normalerweise werden bei der Ejakulation die Hoden sehr dicht an den Unterkörper herangezogen. Unterbindest du diesen Vorgang, verzögerst du damit auch deinen Orgasmus.

- Mit der sogenannten Squeeze- oder Presstechnik kannst du einen nahenden Orgasmus effektiv unterbinden. Dabei drückst du, sobald sich dein Höhepunkt aufbaut, deinen Penis entweder am unteren Ende des Schafts oder direkt unter der Eichel zusammen. In vielen Fällen geht daraufhin der Drang, zu ejakulieren, schlagartig zurück. Allerdings wäre es riskant, diese Technik erst dann einzusetzen, wenn du schon dabei bist, dich zu entladen. Im ungünstigsten Fall kann dadurch ein Riss in deiner Harnröhre entstehen, wodurch Blut in dein Sperma gelangt.

- Um den Aufbau deiner Erregung im letzten Moment zu unterbinden, kannst du auch einen Eisbeutel auf deinen Schoß pressen. Dadurch wirst du im letzten Moment aus der entstehenden Ekstase herausgerissen. Wichtig ist aber, dass du das nicht zu spät tust. Wenn du das Eis erst dann verwendest, wenn dein Orgasmus schon einsetzt, dürfte der Kälteschock, wie ich in einem früheren Kapitel bereits erwähnt habe, den Orgasmus stattdessen noch heftiger werden lassen.

- Die Autorinnen des Sex-Ratgebers »The Big Bang«, die seit vielen Jahren als Sex-Expertinnen in den USA tätig sind, empfehlen folgende Methode: *»Bring dich an die Schwelle zum Orgasmus und entspanne, gerade wenn du anfängst zu kommen, all deine Muskeln. Nein, wir sind nicht verrückt. Der Orgasmus kann ein bisschen flach sein, aber du wirst nicht abspritzen, du bleibst hart und du bist sofort wieder bereit für noch eine Runde oder fünf.«*[34] Ich selbst hatte mit dieser Methode allerdings noch keinen Erfolg und ich erwähne sie nur, weil die beiden Autorinnen echte Fachfrauen im Bereich Sexualität sind. Sie würden diese Technik meines Erachtens nicht erwähnen, wenn es nicht zumindest bei manchen Männern funktionierte.

- Zuletzt eine Praktik, die du nicht als Notbremse im letzten Moment, sondern über die gesamte Selbstbefriedigung hinweg einsetzen kannst: Lerne, auf einer Skala einzuschätzen, wie weit deine Erregung bereits vorangeschritten ist. Ist deine Lust also nur minimal entfacht, befindet sie sich auf dieser Skala nahe der Null, kurz vor dem Orgasmus auf der Zehn. Sobald du das einigermaßen beherrschst (es ist keine exakte Wissenschaft), bringe dich immer wieder hinauf bis zu einem Wert von 8 oder 9, um dich dann auf ein niedrigeres Level zurückfallen zu lassen. Kommst du auch damit gut zurecht, versuche, dich so nah wie möglich an die Stufe 10 zu bringen und auf diesem hohen Grad der Erregung zu surfen, ohne zu kommen. Viele Männer beziehen daraus größtes Vergnügen.

Wie kannst du die Zwangspause zwischen den Akten der Selbstbefriedigung verkürzen?

In einem der vorangegangenen Kapitel habe ich erwähnt, dass du es mit der Selbstbefriedigung dann übertreiben würdest, wenn du daraus eine Art Lebensinhalt machst. Davor werden wir in der Regel von der sogenannten Refraktärphase geschützt, die es uns erschwert, sehr viele Orgasmen direkt nacheinander zu haben. In dieser Phase kannst du nicht einmal eine Erektion bekommen. Junge Männer sind jetzt für etwa eine Viertelstunde für neue sinnliche Reize kaum noch empfänglich; bei älteren Männern kann sich diese Zeit bis zu einem kompletten Tag hinziehen.[35]

Es gibt allerdings Momente, in denen diese Phase wirklich lästig ist, weil wir uns gern etwas öfter als sonst intensiv mit uns selbst beschäftigen möchten: etwa weil wir auf faszinierendes erotisches Material gestoßen sind, weil wir damit Zeit ausfüllen möchten oder weil uns wegen Stress oder aus anderen Gründen eine kurzzeitige innere Unruhe gepackt hat, die wir durch Selbstbefriedigung in den Griff bekommen könnten. Wie kannst du in dieser Situation die Refraktärphase verkürzen und mehr Orgasmen als sonst in kurzer Zeit hintereinander haben?

Folgende Techniken bieten sich an:

- Du hilfst den Schwellkörpern deines Penis, die sich während deiner Ejakulation zusammengezogen haben, sich wieder zu entspannen. Das kannst du zum Beispiel tun, indem du einige Minuten lang einen warmen Waschlappen in deinen Schoß legst, um die

Durchblutung deiner Genitalien anzuregen. Denselben Effekt erreichst du, wenn du dich stärker bewegst (etwa durch Laufen oder mit gymnastischen Übungen) oder wenn du deinen Damm massierst.

- Du kannst auf psychischer Ebene für neue Reize sorgen: beispielsweise indem du auf andere Weise Hand an dich legst als gewohnt oder indem du auf erotisches Material zurückgreifst, von dem du weißt, dass es dir einen besonders intensiven Kick verschafft.

- Eine Methode, die von vielen Menschen aufgrund eigener Erfahrungen empfohlen wird, ist die Stärkung deines Pubococcygeus-Muskels durch regelmäßiges Training. Dieser Muskel befindet sich in deinem Beckenboden: Du spannst ihn immer dann an, wenn du beim Pinkeln deinen Urin zurückzuhalten versuchst. Es reicht aus, dir das intensiv genug vorzustellen, damit du spürst, um welchen Muskel es sich handelt. Wenn du ihn trainierst, etwa indem du ihn zehn Mal am Tag jeweils zehn Mal einige Sekunden lang anspannst, wird er immer stärker. Irgendwann bist du so weit, dass du eine Ejakulation verhindern kannst, wenn du diesen Muskel kurz vor dem Orgasmus kräftig anspannst. Du erlebst dann einen psychischen Höhepunkt, stößt aber kein Sperma aus. Schon nach einem kurzen Päuschen kannst du mit der Selbstbefriedigung wieder loslegen. Diese Technik erkläre ich in meinem Ratgeber »Orgasmus« noch ausführlicher.

Langfristig kannst du die Dauer deiner Refraktärphase ebenfalls verkürzen, indem du Übergewicht abbaust, auf Nikotingenuss verzichtest und gesundheitliche Beeinträchtigungen wie Diabetes sinnvoll behandelst.[36] Vielleicht stellt Selbstbefriedigung so deine Motivation für ein insgesamt gesünderes Leben dar.

Wie entfernst du Spermaspuren?

So erfüllend Selbstbefriedigung in vielfacher Hinsicht sein kann, gibt es doch mitunter ein Missgeschick, das selbst das schönste Happy End arg stören kann: Die Rede ist von den sogenannten »kalten Bauern«, also Spermaflecken, die du hinterlässt, weil du vor lauter überschießender Freude ein wenig unachtsam gewesen bist. Schnell lässt man sich, sobald man dies bemerkt, auch noch zu der spontanen Reaktion hinreißen, hektisch mit heißem Wasser daran herumzurubbeln, um den Fleck zügig zu entfernen, bevor er jemandem auffällt, der lästige Fragen stellen könnte. Leider hat dieses Vorgehen nicht den gewünschten Effekt, sondern führt zum Gegenteil dessen, was man erreichen will: Das Eiweiß gerinnt durch das heiße Wasser und hält sich daraufhin noch hartnäckiger.

Sinnvoller ist es, wenn du folgende Tipps beherzigst:

- Am besten lässt sich der Fleck behandeln, solange er noch feucht ist. Dann kannst du schon mal einen Großteil mit einem saugfähigen Tuch beseitigen. Den Rest solltest du mit einem Tuch oder Schwamm sorgsam wegtupfen und dabei jegliches Rubbeln vermeiden, weil du ihn sonst nur noch tiefer in den Stoff hineinreibst.

- Scheitert dies, ist es am geschicktesten, den Fleck mit einer kalten oder lauwarmen Waschmittellösung einige Zeit lang einzuweichen und ihn dann kalt auszuspülen. Auch Duschgel, Spülmittel und Glasreiniger funktionieren hier gut.

- Das Einweichen mit Zitronensaft macht die Fleckentfernung ebenfalls leichter, da Zitronensaft über einen hohen Säuregehalt verfügt. Gib einen Spritzer auf die betroffene Stelle, lasse den Saft einwirken und wasche ihn dann mit höchstens lauwarmem Wasser aus. Bei sehr hellen Stoffen solltest du Zitronensaft jedoch vermeiden, da er den Stoff gelblich verfärben kann.

- Falls der Fleck nicht auf dem Teppich oder einem Möbel, sondern auf einem Kleidungsstück gelandet ist, kannst du es auch in eine Lösung aus (höchstens lauwarmem) Wasser und Wasch- oder Spülmittel tauchen. Darin kannst du ihn dann ausreiben.

- Du kannst das Malheur außerdem mit einem Fleckenteufel speziell für Eiweißstoffe entfernen, den du für wenig Geld zum Beispiel in einer Drogerie, aber auch online erhältst. Alles, worauf du achten solltest, erfährst du in der Gebrauchsanweisung. Beispielsweise empfiehlt es sich, bei der Behandlung von Wolle oder Seide behutsam zu Werke zu gehen.

Wie kannst du deine Partnerin dazu bringen, deine Selbstbefriedigung wertzuschätzen?

Sich gern selbst zu befriedigen, bedeutet, entgegen allen Vorurteilen keineswegs automatisch, dass man einsam und allein ist. Manche Männer tun das nicht nur, obwohl sie eine Partnerin haben – sie tun es in dieser Zeit sogar besonders häufig und genussvoll. Was zunächst widersinnig klingen mag, liegt schlicht daran, dass die Partnerschaft das Sexualleben dieser Männer insgesamt angekurbelt hat, einschließlich der Selbstbefriedigung. Deshalb weisen Sexualforscher darauf hin, dass Selbstbefriedigung auch in glücklichen Beziehungen gang und gäbe ist, weil sie keinen Ersatz für partnerschaftlichen Sex, sondern dessen Ergänzung darstellen kann.

Nun sollte man im Jahr 2020 eigentlich annehmen, dass kaum noch eine Frau mit dem Onanieren ihres Partners ein Problem hat. Aber gerade wenn es um Sexualität geht, sind wir Menschen nun mal unterschiedlich, und manche Frauen betrachten solche Aktivitäten immer noch skeptisch. Häufig tun sie das, weil sie von all den negativen Vorstellungen von männlicher Selbstbefriedigung geprägt sind, von denen unsere populäre Kultur durchtränkt ist: Wirklich positive Bilder von masturbierenden Männern gibt es – wie schon im Vorwort beschrieben – in Film und Fernsehen bis heute nicht.

Als die Journalistin Lindsay Tiger Frauen und Sex-Experten für die britische Ratgeberseite »Askmen« befragte, wie Frauen generell zu männlicher Selbstbefriedigung stehen, schälten sich vor allem folgende Dinge heraus:

- Frauen, die ihren Partner bei der Selbstbefriedigung »erwischen«, haben den Eindruck, dass sie diesem Mann in sexueller Hinsicht nicht genügen. Womöglich machen sie sich Sorgen, nicht attraktiv genug zu sein oder dass ihr sexuelles Bedürfnis nicht ausreichend stark ist, um mit dem ihres Partners mithalten zu können.

- Manche Frauen gewinnen den Eindruck, für ihren Partner stünde der Sex im Vordergrund und die anderen Aspekte einer Liebesbeziehung einschließlich der Persönlichkeit seiner Partnerin seien ihm weniger wichtig.

- Manche Frauen schließlich stören sich weniger an der Selbstbefriedigung an sich, sondern daran, dass ihr Partner ein Geheimnis daraus macht.

Wie verhältst du dich also am besten, damit diese Angelegenheit nicht zu einem großen Problem aufgebauscht wird?

- Teile deiner Partnerin so früh wie möglich und ganz selbstverständlich mit, dass Selbstbefriedigung von jeher zu deinem Sexleben dazugehört, dass es dir Spaß macht und dass du es nicht missen möchtest.

- Teile deiner Partnerin die vielen Vorzüge häufiger Selbstbefriedigung mit, die ich im ersten Kapitel zusammengestellt habe. Vielleicht möchtest du ihr auch verdeutlichen, welche Vorteil es für sie hat, wenn du fit, gesund und glücklich bist.

- Sorge dafür, dass das Sexleben mit deiner Partnerin für euch beide zufriedenstellend ist, sodass es keinen Grund gibt, sich unnötig Gedanken zu machen.

- Zeige deiner Partnerin so oft wie möglich, wie sehr du sie schätzt und liebst und wie begehrenswert du sie findest.

- Mach deine Selbstbefriedigung (und vielleicht auch die deiner Partnerin) zu einem gemeinsamen Teil eures Sexlebens. Im nächsten Kapitel werde ich dir genau erklären, wie du das am besten anstellst. Je mehr deine Partnerin dein Onanieren kennenlernt, desto vertrauter wird sie damit. Je normaler es ihr vorkommt, desto eher kann sie es akzeptieren.[37]

- Vielleicht befriedigst du dich deshalb selbst, weil du Fantasien hast, die deine Partnerin mit dir nicht verwirklichen kann oder möchte, auf die du aber auch nicht verzichten magst. Dann solltest du deiner Liebsten eventuell verdeutlichen, dass es besser für euch beide ist, wenn du dich in deinen Träumen austobst als mit einer anderen Frau.

Wie kannst du Selbstbefriedigung in den Sex mit deiner Partnerin integrieren?

Ein Weg, zu verhindern, dass deine Partnerin deine Lust an Selbstbefriedigung als Bedrohung oder Konkurrenz eurer gemeinsamen Sexualität wahrnimmt, besteht darin, die Selbstbefriedigung zum

Teil eurer gemeinsamen Sexualität werden zu lassen. Das hätte ohnehin eine ganze Reihe von weiteren Vorteilen:

- Es ist befreiend, Selbstbefriedigung nicht verbergen zu müssen, als handelte es sich um ein »schmutziges Geheimnis«.

- Stattdessen wird die Intimität zwischen dir und deiner Partnerin verstärkt, wenn du sie an einer Handlung teilhaben lässt, die normalerweise anderen Menschen verborgen bleibt. Indem du dich derart offenbarst, zeigst du deiner Partnerin, wie sehr du ihr vertraust.

- Sich vor einem Menschen selbst zu befriedigen, kann auch eine Möglichkeit sein, Intimität herzustellen, bevor man bereit ist, mit dieser Person Geschlechtsverkehr zu haben.

- Sich voreinander selbst zu befriedigen, ist eine Möglichkeit, miteinander Sex zu genießen, ohne dass eine Schwangerschaft wahrscheinlich ist. Auch vor vielen sexuell übertragbaren Krankheiten ist der Partner so geschützt.

- Selbstbefriedigung, vor allem wenn sie nicht bis zum Orgasmus geht, kann die Lust aufeinander anheizen und ein wunderbares Vorspiel darstellen.

- Durch Selbstbefriedigung kannst du deine exhibitionistischen Bedürfnisse befriedigen, wenn du welche hast.

- Wenn du dich selbst vor deiner Partnerin befriedigst, lädst du sie dazu ein, dasselbe zu tun. Damit werden auch deine voyeuristischen Bedürfnisse befriedigt.

- Wenn einer von euch sexuell hochgradig in Stimmung ist, der andere aber kaum, könnt ihr dieses Missverhältnis gut bewältigen, indem der eine vor dem anderen onaniert.

- Wenn du es dir beim Anblick deiner Partnerin selbst besorgst, kannst du ihr damit zeigen, wie sehr sie dich mit ihrem Körper und ihrem Wesen sexuell erregt: ein Kompliment, das über bloße Worte deutlich hinausgeht.

- Wenn ihr räumlich voneinander getrennt seid, ihr euch zum Beispiel in einer Fernbeziehung befindet, könnt ihr durchaus noch Sex miteinander haben, indem ihr euch vor eurer Webcam selbst befriedigt, während ihr zum Beispiel via Skype oder Zoom miteinander in Kontakt steht.

- Indem ihr euch voreinander selbst befriedigt, könnt ihr dem anderen zeigen, welche Berührungen und Aktionen euch besonders effektiv in Hochstimmung versetzen.

- An besonders heißen Tagen schließlich ist es oft angenehmer, träge nebeneinanderzuliegen und es sich selbst zu besorgen, als miteinander Geschlechtsverkehr zu haben.

Was tust du, wenn du eine Partnerin hast, mit der du bisher keine solchen Erlebnisse hattest? Wie kannst du sie am ehesten davon überzeugen oder dazu verführen? Vielleicht können dir die folgenden Tipps dabei helfen:

- Beginne damit, das Thema ganz allgemein anzusprechen. Teile ihr deine persönlichen

Vorlieben mit und höre ihr zu, wenn sie sich dadurch eingeladen fühlt, dasselbe zu tun. Es ist sinnvoll, dass ihr unbefangen über diesen Bereich eurer Sexualität sprechen könnt.

- Vielleicht möchtest du bei einer günstigen Gelegenheit SMS-Nachrichten mit sexuellem Unterton mit ihr austauschen. Dabei könntest du erwähnen, dass deine Partnerin dich so heißmacht, dass du es dir am liebsten auf der Stelle selbst besorgen möchtest. Wenn sie darauf einsteigt, kannst du das, falls es problemlos möglich ist, in die Tat umsetzen. Mit etwas Glück macht deine Partnerin mit – wenn nicht gleich, dann vielleicht beim zweiten Versuch? Damit hast du die Hemmschwelle zum ersten gemeinsamen »Masturbations-Sex« überwunden, indem du sie so niedrig wie möglich gelegt hast: Ihr braucht es nicht sofort voreinander zu tun.

- Andere Möglichkeiten, diese Hemmschwelle zu senken, bestehen darin, dass du für gedämpfte Beleuchtung sorgst, oder dass ihr es tut, wenn ihr gemeinsam Pornos schaut, während ihr nebeneinandersitzt oder -liegt. So sind eure Blicke zunächst noch auf einen Bildschirm und nicht aufeinander gerichtet.

- Wenn deine Partnerin in diesem Bereich eher schüchtern ist, könnt ihr auch ein erotisches Spiel miteinander vereinbaren: Deine Partnerin bringt sich zunächst allein auf ihre Weise in eine Stimmung, in der sie sich ausreichend sinnlich und selbstsicher fühlt, um mit der Selbstbefriedigung zu beginnen. Vielleicht benötigt sie dazu anregende Musik, vielleicht ein warmes Bad – was auch immer. Nach einem vorher ausgemachten Zeitraum näherst du dich dem Ort, wo dies stattfindet, stößt aber noch nicht gleich dazu, sondern beobachtest deine Partnerin erst mal von einem Ort, wo sie dich noch nicht sieht, etwa indem du durch einen Türspalt spähst. Dasselbe Arrangement ist natürlich auch umgekehrt denkbar.

Auf die eine oder andere Weise müsste es euch gelingen, Selbstbefriedigung zum Teil eurer Sexualität zu machen. Dann können vielleicht die folgenden Tipps und Anregungen dabei helfen, daraus ein tolles Erlebnis zu machen:

- Einer von euch legt vor dem anderen bei seiner Selbstbefriedigung eine scharfe Performance hin, die zum Ziel hat, ihn wirklich heißzumachen. Das kann besonders anregend werden, wenn ihr dafür als Regel vereinbart, dass der Zuschauer unter euch den anderen nicht berühren darf.

- Variante: Einer von euch hat die Aufgabe, seinen Partner durch eine heiße Show anzuheizen, der andere darf sich dabei selbst zum Orgasmus bringen. Wenn du glaubst, dass deine eigenen Fähigkeiten als Striptänzer beschränkt sind, kannst du stattdessen auf andere Methoden zurückgreifen, zum Beispiel deiner Partnerin eine erotische Fantasie so detailliert wie möglich erzählen.

- Nutzt Selbstbefriedigung als Gelegenheit zum Dirty Talk. Vielleicht gelingt dir das besser in dieser Situation als beim Geschlechtsverkehr. Beispielsweise könntest du schildern, wie geil du dich gerade fühlst, wie scharf du deine Partnerin findest, welche Fantasie dir gerade durch den Kopf schießt und dass du deinem Orgasmus immer näher kommst. Du kannst dich auch laut an früheren Sex oder andere erotische Situationen erinnern, die du mit deiner Partnerin erlebt hast. Das dürfte sie besonders stark ihre Verbundenheit mit dir spüren lassen. Pass nur auf, dass du im Eifer des Gefechts nichts durcheinanderbringst und von Sex zu schwärmen beginnst, den du mit einer anderen Frau hattest.

- Lasst Elemente von Dominanz und Unterwerfung einfließen, indem einer von euch demjenigen, der Hand an sich legt, vorschreibt, was genau dieser tun soll, also etwa, wo er sich anzufassen hat und wie er sein Tempo sowie die Intensität seiner Berührungen verändern soll. Ihr könnt dabei in die Rolle von Herr und Sklavin bzw. Herrin und Sklave schlüpfen, aber auch deutlich softer in die Rollen von Filmregisseur und Schauspieler. Eine Ausprägung dieser Spielart ist die erotische Orgasmuskontrolle: Derjenige, der sich selbst befriedigt, darf erst dann kommen, wenn der andere es ihm erlaubt.

- Ihr onaniert beide gleichzeitig und macht einen Wettbewerb daraus, wer diese Aktion am längsten strecken kann, ohne zu kommen. Vereinbart vorher, ob Versuche erlaubt sind, den anderen schneller zum Orgasmus zu treiben, etwa indem er ihn ebenfalls berührt oder heiße Dinge in sein Ohr flüstert.

- Derjenige von euch, der sich selbst befriedigt, inszeniert dies gezielt als Lehrstunde, indem er dem anderen zeigt, welche Berührungen ihn besonders stark in Fahrt bringen. Wenn deine Partnerin das tut, solltest du besonders aufmerksam zuschauen – aber das tust du vermutlich ohnehin.

- Holt die Sex-Toys hervor, die euch verlässlich auf dem Weg zum Höhepunkt begleiten. Je mehr ihr zum Beispiel einen Vibrator zum Teil solcher Spiele macht, desto weniger nimmt ihn einer von euch als »elektronische Konkurrenz« zu den eigenen Liebkosungen wahr.

- Experimentiert mit verschiedenen Positionen, die besonders günstig für euch sind, zum Beispiel weil ihr dabei den Schoß eures Partners besonders dicht vor dem Gesicht habt oder weil ihr einander dabei besonders tief in die Augen blicken könnt. Seinem Partner tief in die Augen zu schauen, während er kommt, kann ein eindringliches Erlebnis sein und das Gefühl starker Verbundenheit erzeugen.

Wenn ihr mögt, könnt ihr dann auch ganz allmählich zum Partnersex übergehen. Das könnt ihr während der Selbstbefriedigung zum Beispiel tun:

- Einer von euch beginnt, an den Fingern des anderen zu saugen.

- Einer von euch legt sein Bein über das seines Partners.

- Ihr streichelt einander – vielleicht bis die Selbstbefriedigung endet und der Geschlechtsverkehr beginnt.

Es ist großartig, wenn es dir gelingt, auf diese Weise Selbstbefriedigung zum Teil der sexuellen Begegnung mit deinem Partner zu machen – aber es ist ebenfalls großartig, wenn sie für dich auf eigene Faust ein Teil deiner Sexualität wird, der dich immer wieder wunderbare Gefühle spüren lässt.

Ich wünsche dir, dass du noch viele, viele erhebende Momente dieser Art genießen kannst!

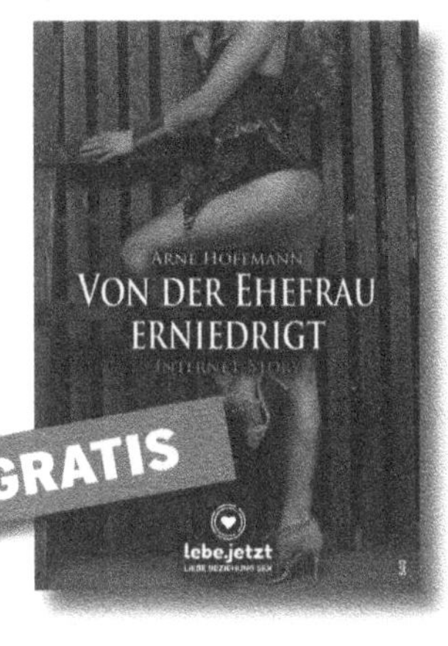

Leseprobe:

Arne Hoffmann

Von der Ehefrau erniedrigt

Ich mochte es schon immer, tief im Wald unterwegs zu sein – schon als ich ein kleiner Junge war. Wenn man auf dem Land groß wird, hat man schnell das Gefühl, dass man in seiner direkten Umgebung jeden Grashalm kennt, und die bekannten Wege und Pfade beginnen einen nach ein paar Jahren sehr zu langweilen. Also schlägt man sich immer tiefer ins Unterholz: dorthin, wo Spaziergänger nicht so einfach hinkommen. Auch dort kenne ich mich mittlerweile immer besser aus.

An einem Nachmittag allerdings habe ich dort etwas entdeckt, was ich noch nie zuvor gesehen hatte. Es war ein Anblick, der mir den Atem raubte.

An einer Stelle gab es in dem Waldstück, in dem ich unterwegs war, eine kleine Lichtung. Dieser Flecken ist von außen nur schwer zu erreichen und wirklich idyllisch. Jetzt sah ich zum ersten Mal, dass außer mir noch jemand anderes von diesem Ort wusste, denn ich sah dort ein Campingzelt stehen.

Aber es war nicht das Zelt, das mich derart überraschte. Stattdessen sah ich jemanden auf einer ausgebreiteten Decke davor liegen.

Es war eine junge blonde Frau, etwa in meinem Alter. Und sie war splitternackt. Offenbar glaubte sie, hier einen Ort gefunden zu haben, wo sie vor den Blicken fremder Leute vollkommen geschützt war, weshalb sie es sich erlauben konnte, all ihre Klamotten fallen zu lassen und ihren Körper komplett der warmen Sonne des Frühsommers auszusetzen. Mit jemandem wie mir hatte sie offenkundig nicht gerechnet.

Es war klar zu erkennen, wie sicher sie sich war, ungestört zu sein: Sie lag nicht etwa bäuchlings auf der Decke und las in einem Buch oder ihrem Smartphone. Nein, sie machte gymnastische Übungen, die ich nicht ganz zuordnen konnte: Yoga vielleicht oder Tai-Chi. Ich kenne mich da nicht wirklich gut aus. Jedenfalls dehnte und spreizte sie ihren Körper ununterbrochen und brachte ihn in immer neue Positionen.

Die Szene, die sich vor meinen Augen abzeichnete, hatte eine starke erotische Wirkung auf mich. Die Tatsache, dass sowohl das Gesicht als auch der biegsame Körper dieses Mädchens sehr attraktiv waren, die Art, wie sie sich bewegte, und die Unbefangenheit, die sie in dem Glauben ausstrahlte, völlig allein und geschützt zu sein – all das sorgte dafür, dass sich mein Schwanz zügig versteifte. Gleichzeitig schoss mir der Gedanke durch den Kopf, dass sie mich auf keinen Fall entdecken durfte.

Also trat ich geräuschlos einen Schritt zurück. Ich achtete sehr darauf, auf keinen trockenen Ast zu treten oder mich zu schnell zu bewegen oder irgendetwas anderes zu tun, das meine Anwesenheit verraten würde. Zwar dachte ich mir: *Selbst wenn ich ein Geräusch mache, wird die Kleine nur glauben, dass hier ein Tier unterwegs ist*, aber ich wollte jegliches Risiko vermeiden. Immerhin wirkte das Mädchen derart in sich selbst und seine Übungen versunken, dass ich mich ausreichend sicher fühlte.

Nein, sie würde mich an dem Ort, an dem ich mich jetzt befand, sicher nicht sehen können. Gleichzeitig hatte ich durch die Zweige einer Tanne hindurch einen guten Blick auf sie.

Fast unwillkürlich griff ich in meine Hose und berührte meinen Schwanz. Ich war mittlerweile derart erregt, dass ich überlegte, es mir auf der Stelle selbst zu besorgen.

Natürlich kam mir dabei der Gedanke, dass es der jungen Blonden vermutlich nicht recht war, wenn sich ein fremder Mann bei ihrem Anblick befriedigte. Aber sie würde niemals etwas davon erfahren, und was man nicht weiß, macht einen nicht heiß. Schon gar nicht so heiß, wie ich in diesen Sekunden war. Gleichzeitig wusste ich, dass ich einen Moment wie diesen in meinem ganzen Leben nie wieder erleben würde. Vermutlich würde ich mir ewig Vorwürfe machen, wenn ich mich nicht traute, ihn auszunutzen.

Also begann ich, mit meinen Fingern gegen meinen Schwanz zu schnicken, wie ich es auch zu Hause tue, wenn ich onaniere. Dabei steckte er noch immer wohlverstaut in meiner Hose.

Die Blonde vollführte eine Drehung und nahm eine neue Stellung ein, bei der sie ihre kleinen spitzen Brüste weit nach vorn streckte.

Das Gefühl in meinem Schwanz wurde immer stärker, immer prickelnder. Ich bewegte ihn heftiger von einer Seite zur anderen. Davon abgesehen stand ich da wie versteinert. Ich wagte es nicht, mich zu rühren, ja, kaum zu atmen, da ich auf keinen Fall auf mich aufmerksam machen wollte.

So vergingen mehrere Minuten, in denen meine Lust weiter stieg. Dabei ließ ich meine Blicke nicht nur genüsslich über den Körper der Nackten schweifen, sondern gab mich auch meinen Fantasien hin. Was würde zum Beispiel geschehen, wenn ich es doch wagen sollte, auf mich aufmerksam zu machen oder sogar dreist auf die Lichtung zu treten? Ja, vermutlich würde ich diese kleine Waldnymphe im ersten Moment erschrecken. Aber so selbstbewusst sie mit ihrer Nacktheit war: Vielleicht würde sie sich sogar einem erotischen Abenteuer mit mir hingeben? Das war natürlich nicht besonders wahrscheinlich, stellte aber eine heiße Fantasie dar, die meine Lust noch mehr in die Höhe schraubte.

Es dauerte nicht lange, und ich stand kurz davor zu kommen.

Ich stellte fest, dass es hier doch ein kleines Problem gab. Natürlich konnte ich meinem Schwanz erlauben, sich auf die gewohnte Weise zu entladen. Dann allerdings würde ich meinen Saft in meine Hosen schleudern und es bestand eindeutig die Möglichkeit, dass er dabei deutlich sichtbare Flecken hinterließ. Ich hatte nicht die geringste Lust, auf diese Weise den Heimweg anzutreten. Zurück in meinem Heimatdorf würde sich jeder seinen Teil denken, wenn er mich so sähe.

Es gab nur zwei Alternativen: auf meinen Orgasmus zu verzichten oder meine Hose doch noch zu öffnen …

GRATIS

Um diese heiße Story (8 Seiten)
von Arne Hoffmann weiter zu lesen,
füllen Sie einfach die beiliegende
Postkarte aus oder
geben Sie folgenden Code

AH17TBNZHT

im Internet auf www.lebe.jetzt ein.

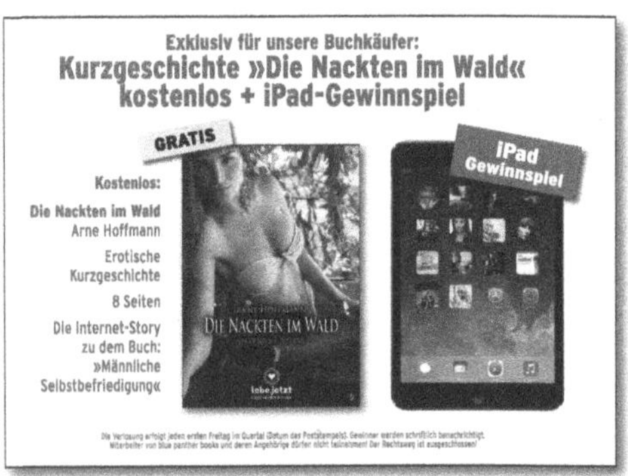

- ☐ Ja, ich möchte am iPad-Gewinnspiel teilnehmen.
- ☐ Bitte schicken Sie mir die kostenlose Internet-Story »Die Nackten im Wald« ausgedruckt per Post an meine folgende Adresse.

☐ Herr ☐ Frau

Name, Vorname

Straße, Hausnummer

PLZ, Ort

Land

Geburtsdatum

E-Mail (für aktuelle Informationen)

Wie haben Sie von diesem Buch erfahren?

Wo haben Sie dieses Buch gekauft?

Infos zur Datenverarbeitung unter: blue-panther-books.de/de/datenschutz.html

Arne Hoffmann - Männliche Selbstbefriedigung | 4. Auflage | AH17 | 537

Bitte freimachen falls Marke zur Hand

Antwort

blue panther books
Osterfeldstr. 12-14 | Haus 1 | Nord
22529 Hamburg
Deutschland / Germany

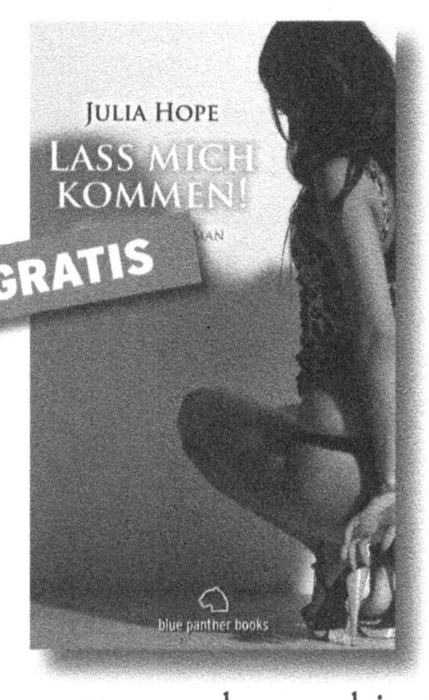

LESEPROBE:
JULIA HOPE
LASS MICH KOMMEN

… »Was ist das?«, fragte sie unwillkürlich.

Frank grinste. »Dieses kleine Wundergerät ist ein so genannter Vibra Exciter. Eine besondere Art Vibrator. Du befestigst dieses Bedienelement ganz oben an deinem Innenschenkel, sodass es von außen niemand sieht. Das müsste auch bei deinem kurzen Röckchen möglich sein. Den Zylinder schiebst du dir in deine Muschi.«

Sandra atmete tief ein. Sie war doch jetzt schon praktisch dauergeil. »Ich … Wenn ich ständig stimuliert werde, dann … Es kann sein … Vermutlich kann ich mich dann irgendwann nicht mehr beherrschen.« Oh Gott, wie sich das anhörte! »Ich meine … Das können Sie doch nicht von mir erwarten?«

Frank schmunzelte. Rachel lachte. »Aber was hast du denn schon wieder für Vorstellungen?«, rief sie aus.

»Wir können uns denken, dass du am liebsten den ganzen Tag über von einem Vibrator gekitzelt werden möchtest. Aber so funktioniert das Teil nicht. Der Witz bei der Sache ist: Dieses Gerät hier funktioniert wie der Empfänger einer Fernsteuerung. Er reagiert auf Handysignale in deiner Nähe. Sobald ein Handy, das etwa einen Meter von dir entfernt ist, einen Anruf, eine SMS oder sowas erhält, wird das Gerät in Betrieb gesetzt, und der kleine Zylinder in deiner Möse fängt an zu vibrieren. Und zwar genau so lange, wie die Mitteilung oder das Gespräch dauert, plus weiterer zwanzig Sekunden. Das Vibrieren selbst lässt sich in mehrere Stufen unterteilen, von sehr sanft bis wirklich heftig. Dem Hersteller zufolge verschafft dir das Gerät auf der höchsten Stufe innerhalb weniger Minuten unweigerlich einen intensiven Orgasmus. Ich habe es selbst ausprobiert, und es stimmt. Im Laufe des Abends werden wir ein bisschen experimentieren, wie wir das Gerät am besten einstellen, damit es dich immer wieder an den Rand eines Höhepunktes bringt, aber nicht darüber hinaus.«

Sandra starrte den Apparat voll dunkler Ahnung an. Wer erfand nur solche Dinger? Und wie entdeckte Frank sie immer wieder für seine und Rachels perfiden Arrangements? Es war unglaublich, was für einen Ideenreichtum die beiden entwickelten, wenn es darum ging, sie zu quälen.

Sie sah Rachel an. »Warum machen Sie sowas mit mir?«, fragte sie mit brüchiger Stimme.

Rachel grinste zufrieden. »Frank hat mir zu meinem letzten Geburtstag ein menschliches Sex-Spielzeug versprochen. Eines, mit dem man wirklich alles machen kann und das dann auch jedes Mal herrlich gedemütigt reagiert. Er hat nicht übertrieben. Dieses Spielzeug bist du. Und ich möchte gern alle seine Funktionen nutzen.«

***

Wenige Stunden später lag Sandra schweißüberströmt auf Rachels Bett. Ihre Finger krallten sich in das Laken. Ihr Atem ging so heftig, als ob sie einen zehnminütigen Sprint hinter sich gehabt hätte.

»Oh Gott ... ich ... bitte ... ich muss jetzt wirklich, wirklich kommen! Bitte ...«, flehte sie.

Aber Rachel, die Sandras Verrenkungen kühl beobachtete, schüttelte nur den Kopf. »Du musst nicht kommen«, korrigierte sie. »Du willst es nur. Zu dem Punkt, wo du wirklich kommen musst, gelangen wir erst viel später.«

Sandra wimmerte. Sie starrte hoffnungsvoll auf den Radiowecker, der auf Rachels Nachttisch stand. Endlich wechselte die Minute von 21:58 Uhr auf 21:59 Uhr. Keuchend schaltete Sandra den Vibrator aus, dessen Metallzylinder in ihrer Möse steckte.

Das Spiel, das Rachel mit ihr spielte, war ganz einfach: Sandra hatte die Aufgabe, die acht verschiedenen Intensitätsstufen, mit denen ihr neuer Vibrator ausgestattet war, nacheinander auszuprobieren. Jede Stufe hatte sie drei Minuten lang zu genießen, danach war ihr eine einminütige Pause gestattet. Jedes Mal, wenn sie früher abbrach, weil sie die Stimulation einfach nicht mehr aushalten konnte, ohne ihren Orgasmus gegen Rachels Verbot zuzulassen, musste sie den kompletten Durchgang von neuem beginnen. Das hier war ihr dritter Versuch. Die Kontrolle zu behalten, war für sie von Mal zu Mal schwieriger.

Frank stand im Türrahmen des Schlafzimmers und betrachtete ebenfalls das Schauspiel, das Sandra ihm und Rachel bot. Sandra kaute auf ihrer Unterlippe, stieß hilflos mit ihren Hüften in die Luft, schleuderte ihren Kopf hin und her wie im Fieber.

Endlich erbarmten sich die beiden ihrer Sklavin. »Genug gespielt«, sagte Rachel, griff zwischen Sandras Beine und nahm ihren Vibrator an sich. »Du wirst noch Gelegenheit genug bekommen, damit Spaß zu haben. Jetzt ist es spät, und wir müssen morgen alle früh raus. Komm mit.«

Auf butterweichen Beinen stellte Sandra sich hin. Sie erwartete, dass Rachel sie in die Garage führte, aber stattdessen machte sie bereits im Flur Halt. Sie zog ein Paar Handschellen hervor und fesselte Sandra in kniender Haltung an das Geländer der großen Haupttreppe. Dann ging Rachel in ihr Schlafzimmer zurück.

Wenige Minuten später konnte Sandra mit anhören, wie Frank und Rachel sich miteinander im Bett vergnügten. Wenn sie ihre Lustgeräusche richtig einordnete, hatte Frank zwei Orgasmen und Rachel drei.

Etwas später kam Rachel zurück, jetzt ebenfalls splitternackt. Sie trat auf Sandra zu, bis sich ihre Möse dicht vor Sandras Gesicht befand.

»Sauberlecken«, befahl sie knapp und fast beiläufig.

Sandra fügte sich und reinigte mit ihrer Zunge Rachels Möse. Dann tappte Rachel zurück ins Bett und ließ Sandra gefesselt zurück.

Verwendete Literatur

Die folgenden Texte habe ich zurate gezogen, um dieses Buch zu schreiben. Dabei habe ich auf Fußnoten verzichtet, damit dieser Ratgeber nicht wie eine wissenschaftliche Arbeit aussieht und weil oft viele verschiedene Quellen dieselben Informationen enthalten. Oft verrät aber schon der Titel der hier aufgeführten Quelle, für welche Passage dieses Buches sie eine der Grundlagen war.

- Adriana: Mutual Masturbation: 9 Tips To Make It Crazy Hot For Both Of You. Online unter https://badgirlsbible.com/mutual-masturbation.
- Aresin, Lykke und Starke, Kurt: Lexikon der Erotik. Droemer/Knaur 1996.
- Assiter, Allison und Carol, Avedon: Bad Girls and Dirty Pictures. Pluto Press 1993.
- Astrogilde Team: 20 Creative Masturbation Techniques You'll Want to Try This Instant. Online unter https://astroglide.com/blog/creative-masturbation-techniques-for-men-women.
- Austin, Emma: How to Introduce Mutual Masturbation Into Your Relationship. Online unter https://medium.com/love-emma/how-to-introduce-mutual-masturbation-into-your-relationship-f951c538b51f.
- Azoulay, Isabelle: Phantastische Abgründe. Brandes & Apsel 1996.
- Baker, Robin und Bellis, Mark: Human sperm competition: ejaculate adjustment by males and the function of masturbation. Online unter http://matematicas.unex.es/~mvelasco/Estadistica%20Computacional/Regresion_Lineal/Baker_Bellis.pdf.
- Bernstein, Liv: Die 7 goldenen Regeln des Fingerns. Online unter https://www.menshealth.de/sex/fingern-fuer-fortgeschrittene.
- Bollwahn, Barbara: »Fehlender Sex verlängert das Studium«. In: tageszeitung vom 31.3.2004. Online unter https://taz.de/!769298.
- Boudoir, Lizzie: 11 Mutual Masturbation Sex Positions You Will Both Love. Online unter https://vocal.media/filthy/11-mutual-masturbation-sex-positions-you-will-both-love.

- Brater, Jürgen: Lexikon der Sex-Irrtümer. Eichborn 2003.
- Brautzsch, Jessica: Hilft Selbstbefriedigung wirklich beim Einschlafen? Online unter https://www.mdr.de/wissen/selbstbefriedigung-masturbation-einschlafen100.html.
- Brito, Janet: What is the refractory period, and can you reduce it? Online unter https://www.medicalnewstoday.com/articles/refractory-period.
- Brümmer, Stephanie: Das Vorspiel: Die besten Tipps zum »Anheizen«. Online unter https://www.bildderfrau.de/lust-liebe/liebe-sex/article217052369/Das-Vorspiel-Mit-diesen-Ideen-wird-es-richtig-heiss.html.
- Butz, Katharina und Icheln, Detlef: Penis pur. Rowohlt 2000.
- Cheves, Alexander: Masturbation Matters: 15 Better Ways to Get Off. Online unter https://www.advocate.com/sexy-beast/2017/2/23/masturbation-matters-15-better-ways-get.
- Christopher: Handjob and Foreplay Tips. Online unter https://hookupland.com/dating-tips/handjob-and-foreplay-tips.
- Coolsaet, Bo: Der Pinsel der Liebe. Kiepenheuer und Witsch 1999.
- Cooper, Spring und Santella, Anthony: Happy news! Masturbation actually has health benefits. Online unter https://theconversation.com/happy-news-masturbation-actually-has-health-benefits-16539.
- Cornog, Martha: Big Book of Masturbation. Down There Press 2003.
- Delarato, Laura: A Handy Guide to Mutual Masturbation. Online unter https://swell.damewellness.co/a-handy-guide-to-mutual-masturbation.
- De Martino, Manfred F.: Human Autoerotic Practices. Human Sciences Press 1979.
- Dodson, Betty: Sex for One. Goldmann 1999.
- Engle, Gigi: How to Masturbate If You Have a Penis: 9 Tips and Techniques. Online unter https://www.teenvogue.com/story/how-to-masturbate-if-you-have-a-penis.
- Fielding, Sarah: What Is a Refractory Period? Here's Why You Aren't Always Ready to Go for Round 2. Online unter https://www.menshealth.com/sex-women/a19524569/refractory-period.
- Fox, Alix: Why you really need to try mutual masturbation with a partner. Online unter https://www.cosmopolitan.com/uk/love-sex/sex/a12156790/mutual-masturbation.
- Georgopulos, Stephanie: 8 Guys and a Doctor Discuss Hand-Washing Before Vagina-Touching. Online unter https://www.womenshealthmag.com/sex-and-love/a19955899/hand-washing-vagina-touching.
- Gilmour, Paisley: How to do foreplay: 11 tips for better love play before sex. Online unter https://www.netdoctor.co.uk/healthy-living/sex-life/a2307/foreplay.

- Graber, Benjamin und andere: Cardiovascular changes associated with sexual arousal and orgasm in men. In: Sexual Abuse: A Journal of Research and Treatment Nr. 4, 2/1991, S. 151–165. Online unter https://journals.sagepub.com/doi/abs/10.1177/107906329100400204.
- Grace, Georgia: Mindful Masturbation: What is it – and how do I do it? Online unter https://www.o-diaries.com/mindful-masturbation-what-is-it.
- Haake, Philip und andere: Effects of sexual arousal on lymphocyte subset circulation and cytokine production in man. In: Neuoimmunomodulation Nr. 11, 5/2004, S. 293–298. Online unter https://pubmed.ncbi.nlm.nih.gov/15316239.
- Halliday, Laura Rose: Mutual Masturbation. The Ultimate Guide for Couples. Online unter https://www.schoolofsquirt.com/mutual-masturbation.
- Hamilton, Jill: 5 Mutual Masturbation Sex Positions That Will Get You Both There STAT. Online unter https://www.cosmopolitan.com/sex-love/positions/g19550088/mutual-masturbation-positions.
- Harris, Whitney: Your Step-by-Step Guide to Trying Mutual Masturbation. Online unter https://www.womenshealthmag.com/sex-and-love/a19929581/mutual-masturbation-step-by-step.
- Hintze, Frieda: Kalorienverbrauch beim Masturbieren: Das verbrennst Du wirklich. Online unter https://www.o-diaries.com/de/so-viele-kalorien-verbrennst-du-beim-masturbieren.
- Hoffmann, Arne: Onanieren für Profis. Marterpfahl 2005.
- Hoffmann, Arne: Sind Frauen bessere Menschen? Schwarzkopf und Schwarzkopf 2001.
- Hoffmann, Arne: Lexikon der Tabubrüche. Schwarzkopf und Schwarzkopf 2002.
- Holden, Lynn: Encyclopedia of Taboos. ABC-Clio Inc 2000.
- Jewell, Tim: Everything You Need to Know About the Refractory Period. Online unter https://www.healthline.com/health/healthy-sex/refractory-period.
- Joannides Paul (Hg.): Wild Thing. Goldmann 1998.
- Kassel, Gabrielle: How to Masturbate with a Penis: 12 Tips for Solo Play. Online unter https://www.healthline.com/health/mens-health/how-to-masturbate-for-men.
- Kassel, Gabrielle: Solo Sex Is for Everyone — Here's How to Get Started. Online unter https://www.healthline.com/health/healthy-sex/solo-sex.
- Kinkly Staff: 4 Awesome Reasons to Try Mutual Masturbation. Online unter https://www.kinkly.com/4-awesome-reasons-to-try-mutual-masturbation/2/15562.
- Kinkly Staff: 5 Ways to Spice up Your Sex Life With Yourself. Online unter https://www.kinkly.com/2/8945/sex-tips/5-ways-to-spice-up-your-sex-life-with-yourself.

- Küsel, Kathleen: Progressive Muskelentspannung. Online unter https://www.netdoktor.de/stress/progressive-muskelentspannung.
- Kunert, Axel: Handbuch der Onanie. Schwarzkopf und Schwarzkopf 2001.
- Laqueur, Thomas W.: Solitary Sex. A Cultural History of Masturbation. Zone Books 2003.
- Lazar, Thomas: Bodyguide Mann. Rowohlt 2000.
- Leitzmann, Thomas und andere: Ejaculation frequency and subsequent risk of prostate cancer. In: Jama Nr. 291, 13/2004, S. 1578–1586. Online unter https://pubmed.ncbi.nlm.nih.gov/15069045.
- Lieben, Angela: Hottest Show on Earth: 5 Marvelous Mutual Masturbation Techniques to Increase Intimacy. Online unter https://www.liberator.com/unzipped/sex-2/mutual-masturbation-tips.
- Litten, Harold: The Joy of Solo Sex. Factor Press 1993.
- Lords, Kayla: 6 Reasons Why Masturbation Isn't Just Fun for One. Online unter https://www.kinkly.com/2/8606/sex-tips/foreplay/6-reasons-why-masturbation-isnt-just-fun-for-one.
- Love, Brenda: Enzyklopädie der ungewöhnlichen Sexualpraktiken. Orion 1997.
- Mai, Marcie: Mit zarter Hand. Droemer/Knaur 2004.
- Margolies, Eva: Der Mann und seine sexuellen Probleme. Kabel 1996.
- Marin, Luis: Sexual intercourse and masturbation: Potential relief factors for restless legs syndrome? In: Sleep Medicine, Volume 12, Nr. 4/2011, S. 422. Online unter https://www.sciencedirect.com/science/article/abs/pii/S1389945711000505.
- Marin, Vanessa: How to Try Mutual Masturbation. Online unter https://lifehacker.com/how-to-try-mutual-masturbation-1819861081.
- Matthews, Melissa: 4 Male Masturbation Techniques You Probably Haven't Tried Before. Online unter https://www.menshealth.com/sex-women/a20734480/male-masturbation-techniques.
- Mittelbach, Annika: »M« – wie Masturbation. Ursprünglich online unter https://www.24vest.de/scenario4u/persoenliches/liebes-abc-masturbation-13762940.html (inzwischen offenbar offline).
- Moser, Charles und Hardy, Janet: Sex Disasters And How to Survive Them. Greenery Press 2002.
- Nerve-Autorenkollektiv: The Big Bang. Penguin 2003.
- N. N.: 4 mutual masturbation sex positions that will blow your mind. Online unter https://www.thehealthsite.com/sexual-health/sex-positions/4-mutual-masturbation-sex-positions-that-will-blow-off-your-mind-av0718-579507.

- N. N.: Anal Masturbation: Finger Yourself the Right Way! Online unter https://love-plugs.co/blogs/news/anal-masturbation-a-guide.
- N. N.: Athlete Abstinence. Does It Really Make a Difference? Online unter https://www.adameve.com/t-athlete-abstinence.aspx.
- N. N.: Barmer empfiehlt Masturbation als Einschlafhilfe. Online unter https://www.aerzteblatt.de/nachrichten/104937/Barmer-empfiehlt-Masturbation-als-Einschlafhilfe.
- N. N.: Best Male Masturbation Techniques. Online unter https://merryfrolics.com/male-masturbation-techniques-part-1.
- N. N.: Masturbation: 5 Gründe, warum Sie sich öfter selbst befriedigen sollten. Online unter https://www.focus.de/gesundheit/gesundleben/fitness/masturbation-5-gruende-warum-sie-sich-oefter-selbst-befriedigen-sollten_id_10657309.html.
- N. N.: Masturbation Month: 3 Unusual Mutual Masturbation Tips. Online unter https://www.hotoctopuss.com/masturbation-month-3-unusual-mutual-masturbation-tips.
- N. N.: Masturbation Positions To Fire Up Your Solo Sex. Online unter https://www.o-diaries.com/masturbation-positions-to-fire-up-your-solo-sex.
- N. N.: Onanieren schützt vor Prostatakrebs. In: Stern vom 17.7.2003. Online unter https://www.stern.de/gesundheit/forschung-onanieren-schuetzt-vor-prostata-krebs-3513698.html.
- Notte, JoEllen: Double the Fun! 5 Hot Tips on Self Touch for Two. Online unter https://www.kinkly.com/2/778/beyond-missionary/foreplay/want-to-double-the-fun-5-hot-tips-on-self-touch-for-two.
- Paget, Lou: Die perfekte Liebhaberin. Goldmann 2000.
- Pfeuffer, Charyn: You Can't Beat These 5 Positions for Mutual Masturbation. Online unter https://www.sheknows.com/health-and-wellness/articles/1987785/sex-positions-for-mutual-masturbation.
- Pilgrim, Volker Elis: Der selbstbefriedigte Mensch. Goldmann 1984.
- Pinkerton, Steven und andere: Factors Associated with Masturbation in a Collegiate Sample. In: Journal of Psychology & Human Sexuality Volume 14, Nr. 2-3 2003. Online unter https://www.tandfonline.com/doi/abs/10.1300/J056v14n02_07.
- Pressick, Jon: Mindful Masturbation Tips for People With Penises. Online unter https://www.kinkly.com/mindful-masturbation-tips-for-people-with-penises/2/17219.
- Pressick, Jon: Switch It Up: 7 Awesome Masturbation Techniques for Men. Online unter https://www.kinkly.com/switch-it-up-7-awesome-masturbation-techniques-for-men/2/14731.
- Queen, Carol: Exhibitionism for the Shy. Down There Press 1995.

- Raina, Vinod: 7 Best Masturbation Positions for Men – Creative Positions. Online unter https://www.lybrate.com/topic/exploring-masturbation-positions/e9ab76815b-20be27460396093dd1de2c.
- Raphael: Tips for Masturbating in Front of Her. Online unter https://kinklovers.com/bdsm-dating-tips/tips-for-masturbating-in-front-of-her.
- Rehberg, Carina: Masturbation: Warum Masturbieren gesund ist. Online unter https://www.zentrum-der-gesundheit.de/artikel/partnerschaft-sexualitaet/masturbation-darum-ist-masturbieren-gesund.
- Rider, Jennifer und andere: Ejaculation Frequency and Risk of Prostate Cancer: Updated Results with an Additional Decade of Follow-up. In: European Urology 70, 6/2016, S. 974–982.
- Rogers, Ben und Perry, Joel: Going Down. Instinct 2002.
- Rosenberg, Shannon: 187 Masturbation Tips You'll Wish You'd Read Sooner. Online unter https://www.buzzfeed.com/shannonrosenberg/vagenius-advice-for-everyone.
- Santos-Longhurst, Adrienne: Into Solo Play? Here's How to Turn Things Up a Notch with Mutual Masturbation. Online unter https://www.healthline.com/health/healthy-sex/mutual-masturbation.
- Scott, Ellen: Masturbation month: Why masturbating is good for your skin. Online unter https://metro.co.uk/2016/05/10/masturbation-month-why-masturbating-is-good-for-your-skin-5872879.
- Sean: Masturbation Positions. Online unter https://www.orgasmicguy.com/masturbation-positions.
- Sean: Most Intense Male Masturbation Technique #1 – Palming the Glans. Online unter https://www.orgasmicguy.com/most-intense-male-masturbation-technique-1-palming-the-glans.
- Sean: Most Intense Male Masturbation Technique #2 — Kneeling Orgasm. Online unter https://www.orgasmicguy.com/most-intense-male-masturbation-technique-2-kneeling-orgasm.
- Sean: Most Intense Male Masturbation Technique #3 — Tickling the Frenulum. Online unter https://www.orgasmicguy.com/most-intense-male-masturbation-technique-3-tickling-the-frenulum.
- Smith, George Davey: Sex and death: are they related? Findings from the Caerphilly cohort study. In: BMJ 315/1997. Online unter https://www.bmj.com/content/315/7123/1641.full.
- Taylor, Jordyn und Zane, Zachary: 9 New Ways to Masturbate That Will Just Make the Whole Thing Better. Online unter https://www.menshealth.com/sex-women/a19530843/masturbation-secrets.

- The Promescent Team: How to Masturbate for Men: 15 Tips (Ultimate Guide). Online unter https://www.promescent.com/blogs/learn/how-to-masturbate.
- Thody Philip: Don't Do It. A Dictionary of the Forbidden. Palgrave Macmillan 1997.
- Thomas, Lisa: Struggling with Premature Ejaculation? Keys to Control. Online unter https://www.psychologytoday.com/ca/blog/save-your-sex-life/201802/struggling-premature-ejaculation-keys-control.
- Tigar, Lindsay: How Women Feel About Male Masturbation. Online unter https://uk.askmen.com/dating/vanessa_60/89_love_secrets.html.
- Tigar, Lindsay: Negative Side Effects of Masturbation. Online unter https://uk.askmen.com/dating/love_tip_500/500_negative-side-effects-of-masturbation.html.
- Tigar, Lindsay: The Best Way to Masturbate for Men. Online unter https://uk.askmen.com/sex/sex_tips/the-best-way-to-masturbate-for-men.html.
- Tyomi, Glamazon: 4 Reasons to Make Solo Sex a Couple's Thing. Online unter https://cassiuslife.com/64753/masturbation-and-sex-tips.
- Tyomi, Glamazon: 5 Ways Dudes Can Make Solo Sex More Enjoyable. Online unter https://cassiuslife.com/64509/men-and-masturbation-tips.
- van Anders, Sari und andere: Associations among physiological and subjective sexual response, sexual desire, and salivary steroid hormones in healthy premenopausal women. In: Journal of Sexual Medicine, März 2009, S. 739–751. Online unter https://pubmed.ncbi.nlm.nih.gov/19138375.
- Way, J.C.: 39 Male Masturbation Techniques to Try. Online unter https://sextoycollective.com/male-masturbation-techniques.
- Weaver, Stephanie: 10 Sweet Reasons to Get It on with Yourself. Online unter https://www.kinkly.com/2/786/sexual-health/sexuality/10-good-reasons-to-get-it-on-with-yourself.
- Weiss, Suzannah: 4 Sexual Double Standards It's Time To Let Go Of. Online unter https://www.kinkly.com/4-sexual-double-standards-its-time-to-let-go-of/2/17652.
- Winkler, Sabine: Kann Masturbieren vor dem Coronavirus schützen? Online unter https://noizz.de/news/coronavirus-kann-masturbieren-dich-eventuell-schutzen/e6t0tx3.
- Winks, Cathy und Semans, Anne: Good Vibrations Guide to Sex. Cleis Press 2002.
- Wood, Patrick: Role of central dopamine in pain and analgesia. Online unter https://pubmed.ncbi.nlm.nih.gov/18457535.
- Yates, Carolyn: Everything You Need To Know About Mutual Masturbation. Online unter https://www.refinery29.com/en-us/2017/07/148579/mutual-masturbation-couples-sex-tips-orgasm.

- Zane, Zachary: Try Mutual Masturbation to Spice Up Your Sex Life. Online unter https://www.menshealth.com/sex-women/a29251426/mutual-masturbation-tips.
- Zilbergeld, Bernie: Die neue Sexualität der Männer. Dgvt 2000.
- www.afraidtoask.com/masturbate/index.html
- www.datingfun.com/sex/masturbation
- www.healthystrokes.com
- www.homemade-sex-toys.com
- www.jackinworld.com
- www.masturbationpage.com/asmfaq.html
- www.mymasturbation.com
- www.skinful.com/malemasturbate.htm
- www.solotouch.com

Endnoten

- 1 Vgl. Weiss, Suzannah: 4 Sexual Double Standards It's Time To Let Go Of. Online unter https://www.kinkly.com/4-sexual-double-standards-its-time-to-let-go-of/2/17652.
- 2 Vgl. Pressick, Jon: Mindful Masturbation Tips for People With Penises. Online unter https://www.kinkly.com/mindful-masturbation-tips-for-people-with-penises/2/17219.
- 3 Falls du dich wunderst, was mit »seltenen Ausnahmefällen« gemeint ist: Wenn du dich zum Beispiel erst selbst befriedigt hast und dann mit Spuren von Sperma an deinen Fingern in die Scheide deiner Partnerin eindringst, mag das Restrisiko einer Schwangerschaft bestehen. Für die Infektion mit sexuell übertragbaren Krankheiten hingegen ist nicht immer der Austausch von Körperflüssigkeiten nötig, bei manchen Krankheiten genügt z. B. auch die Benutzung eines gemeinsamen Handtuchs. Vgl. hierzu ausführlicher: Hoffmann, Arne: Nummer sicher. Marterpfahl 2007.
- 4 Vgl. Pinkerton, Steven und andere: Factors Associated with Masturbation in a Collegiate Sample. In: Journal of Psychology & Human Sexuality Volume 14, Nr. 2-3 2003. Online unter https://www.tandfonline.com/doi/abs/10.1300/J056v14n02_07.
- 5 Vgl. Atkins, Nicole: Thanks, Science! 13 Fascinating Masturbation Facts. Online unter https://www.kinkly.com/thanks-science-13-fascinating-masturbation-facts/2/17200.
- 6 Vgl. Tigar, Lindsay: The Best Way to Masturbate for Men. Online unter https://uk.askmen.com/sex/sex_tips/the-best-way-to-masturbate-for-men.html.
- 7 Vgl. Graber, Benjamin und andere: Cardiovascular changes associated with sexual arousal and orgasm in men. In: Sexual Abuse Nr. 4, 2/1991, S. 151'165. Online unter https://link.springer.com/article/10.1007/BF00851611.
- 8 Vgl. Scott, Ellen: Masturbation month: Why masturbating is good for your skin. Online unter https://metro.co.uk/2016/05/10/masturbation-month-why-masturbating-is-good-for-your-skin-5872879.
- 9 Vgl. N. N.: Masturbation: 5 Gründe, warum Sie sich öfter selbst befriedigen sollten. Online unter https://www.focus.de/gesundheit/gesundleben/fitness/masturbation-5-gruende-warum-sie-sich-oefter-selbst-befriedigen-sollten_id_10657309.html.
- 10 Vgl. Bollwahn, Barbara: »Fehlender Sex verlängert das Studium«. In: tageszeitung vom 31.3.2004. Online unter https://taz.de/!769298.
- 11 Vgl. Hintze, Frieda: Kalorienverbrauch beim Masturbieren: Das verbrennst du wirklich. Online unter https://www.o-diaries.com/de/so-viele-kalorien-verbrennst-du-beim-masturbieren.

- 12 Vgl. Cooper, Spring und Santella, Anthony: Happy news! Masturbation actually has health benefits. Online unter https://theconversation.com/happy-news-masturbation-actually-has-health-benefits-16539.
- 13 Vgl. Thomas, Lisa: Struggling with Premature Ejaculation? Keys to Control. Online unter https://www.psychologytoday.com/ca/blog/save-your-sex-life/201802/struggling-premature-ejaculation-keys-control.
- 14 Vgl. Leitzmann, Thomas und andere: Ejaculation frequency and subsequent risk of prostate cancer. In: Jama Nr. 291, 13/2004, S. 1578–1586. Online unter https://pubmed.ncbi.nlm.nih.gov/15069045.
- 15 Vgl. Rider, Jennifer und andere: Ejaculation Frequency and Risk of Prostate Cancer: Updated Results with an Additional Decade of Follow-up. In: European Urology 70, 6/2016, S. 974–982. Online unter https://www.sciencedirect.com/science/article/abs/pii/S0302283816003778?via%3Dihub.
- 16 Vgl. N. N.: Onanieren schützt vor Prostatakrebs. In: Stern vom 17.7.2003. Online unter https://www.stern.de/gesundheit/forschung-onanieren-schuetzt-vor-prostatakrebs-3513698.html.
- 17 Vgl. Rehberg, Carina: Masturbation: Warum Masturbieren gesund ist. Online unter https://www.zentrum-der-gesundheit.de/artikel/partnerschaft-sexualitaet/masturbation-darum-ist-masturbieren-gesund.
- 18 Vgl. Smith, George Davey: Sex and death: are they related? Findings from the Caerphilly cohort study. In: BMJ 315/1997. Online unter https://www.bmj.com/content/315/7123/1641.full.
- 19 Winkler, Sabine: Kann Masturbieren vor dem Coronavirus schützen? Online unter https://noizz.de/news/coronavirus-kann-masturbieren-dich-eventuell-schutzen/e6t0tx3 sowie
  Haake, Philip und andere: Effects of sexual arousal on lymphocyte subset circulation and cytokine production in man. In: Neuoimmunomodulation Nr. 11, 5/2004, S. 293–298. Online unter https://pubmed.ncbi.nlm.nih.gov/15316239.
- 20 Vgl. Brautzsch, Jessica: Hilft Selbstbefriedigung wirklich beim Einschlafen? Online unter https://www.mdr.de/wissen/selbstbefriedigung-masturbation-einschlafen100.html.
- 21 Vgl. N. N.: Barmer empfiehlt Masturbation als Einschlafhilfe. Online unter https://www.aerzteblatt.de/nachrichten/104937/Barmer-empfiehlt-Masturbation-als-Einschlafhilfe.
- 22 Vgl. Rehberg, Carina: Masturbation: Warum Masturbieren gesund ist. Online unter https://www.zentrum-der-gesundheit.de/artikel/partnerschaft-sexualitaet/masturbation-darum-ist-masturbieren-gesund.
- 23 Vgl. Wood, Patrick: Role of central dopamine in pain and analgesia. Online unter https://pubmed.ncbi.nlm.nih.gov/18457535.

- 24 Vgl. Rehberg, Carina: Masturbation: Warum Masturbieren gesund ist. Online unter https://www.zentrum-der-gesundheit.de/artikel/partnerschaft-sexualitaet/masturbation-darum-ist-masturbieren-gesund.
- 25 Vgl. N. N.: Athlete Abstinence. Does It Really Make a Difference? Online unter https://www.adameve.com/t-athlete-abstinence.aspx.
- 26 Vgl. Baker, Robin und Bellis, Mark: Human sperm competition: ejaculate adjustment by males and the function of masturbation. Online unter http://matematicas.unex.es/~mvelasco/Estadistica%20Computacional/Regresion_Lineal/Baker_Bellis.pdf.
- 27 Rehberg, Carina: Masturbation: Warum Masturbieren gesund ist. Online unter https://www.zentrum-der-gesundheit.de/artikel/partnerschaft-sexualitaet/masturbation-darum-ist-masturbieren-gesund.
- 28 Vgl. Lazar, Thomas: Bodyguide Mann. Rowohlt 2000, S. 186.
- 29 Vgl. Margolies, Eva: Der Mann und seine sexuellen Probleme. Kabel 1996, S. 122–125.
- 30 Die Sendung steht online unter https://www.youtube.com/watch?v=lTyzIsNP9ag.
- 31 Vgl. https://www.daten-schlag.org/zensur.html.
- 32 Vgl. beispielsweise Küsel, Kathleen: Progressive Muskelentspannung. Online unter https://www.netdoktor.de/stress/progressive-muskelentspannung sowie etliche weitere Websites, Bücher, CDs und Artikel.
- 33 Näheres erfährst du in bei Wikipedia unter https://de.wikipedia.org/wiki/Penisverletzungen_bei_Masturbation_mit_Staubsaugern.
- 34 Vgl. Nerve-Autorenkollektiv: The Big Bang. Penguin 2003, S. 16.
- 35 Vgl. Jewell, Tim: Everything You Need to Know About the Refractory Period. Online unter https://www.healthline.com/health/healthy-sex/refractory-period.
- 36 Vgl. Brito, Janet: What is the refractory period, and can you reduce it? Online unter https://www.medicalnewstoday.com/articles/refractory-period, sowie
  Fielding, Sarah: What Is a Refractory Period? Here's Why You Aren't Always Ready to Go for Round 2. Online unter https://www.menshealth.com/sex-women/a19524569/refractory-period.
- 37 Vgl. Tigar, Lindsay: How Women Feel About Male Masturbation. Online unter https://uk.askmen.com/dating/vanessa_60/89_love_secrets.html.